Gary W. Raff / Shinjiro Hirose

Surgery for Chest Wall Deformities

胸壁畸形外科手术

主 编 〔美〕 格瑞·W.拉夫

广濑慎二郎

主 审 刘德若 郭永庆

主 译 梁朝阳 强光亮

天津出版传媒集团

天津科技翻译出版有限公司

著作权合同登记号：图字：02-2019-357

图书在版编目(CIP)数据

胸壁畸形外科手术 / (美) 格瑞·W.拉夫
(Gary W. Raff), (美) 广濑慎二郎 (Shinjiro Hirose)
主编；梁朝阳，强光亮主译. —天津：天津科技翻译
出版有限公司，2024.4
书名原文：Surgery for Chest Wall Deformities
ISBN 978-7-5433-4449-5

Ⅰ.①胸…　Ⅱ.①格…　②广…　③梁…　④强…　Ⅲ.
①胸壁-胸腔外科学　Ⅳ.①R655.1

中国国家版本馆 CIP 数据核字 (2024) 第 054932 号

First published in English under the title
Surgery for Chest Wall Deformities
edited by Gary W. Raff and Shinjiro Hirose
Copyright ⓒ Springer International Publishing Switzerland, 2017
This edition has been translated and published under licence from
Springer Nature Switzerland AG.

授权单位：Springer Nature Switzerland AG.
出　　　版：天津科技翻译出版有限公司
出　版　人：刘子媛
地　　　址：天津市南开区白堤路 244 号
邮政编码：300192
电　　　话：022-87894896
传　　　真：022-87893237
网　　　址：www.tsttpc.com
印　　　刷：天津海顺印业包装有限公司
发　　　行：全国新华书店
版本记录：787mm×1092mm　16 开本　6.25 印张　150 千字
　　　　　　2024 年 4 月第 1 版　2024 年 4 月第 1 次印刷
　　　　　　定价：68.00 元

(如发现印装问题，可与出版社调换)

译者名单

主　审　刘德若　郭永庆

主　译　梁朝阳　强光亮

副主译　张真榕　马千里　石玉慧

译　者　(按姓氏汉语拼音排序)

冯宏响　郭永庆　郝　杨　梁朝阳

林思芳　马千里　马善吴　强光亮

邵为朋　石玉慧　苏昆松　田周俊逸

温焕舜　肖　飞　幸华杰　余其多

张　军　张真榕

编者名单

Karen S. Brand, R.N., M.S.N., C.P.N.P.-AC. Shriners Hospital of Northern California, Sacramento, CA, USA

Yuen Julia Chen, M.D. Department of Surgery, Mount Sinai Medical Center, New York, NY, USA

Alessandro G. Cusano, M.D. Department of surgery, Division of Plastic Surgery, University of California Davis Medical Center, Sacramento, CA, USA

Elizabeth A. David, M.D. F.A.C.S. Section of General Thoracic Surgery, Department of Surgery, UC Davis Medical Center, Sacramento, CA, USA
Heart Lung Vascular Center, David Grant Medical Center, Sacramento, CA, USA

Rajvinder S. Dhamrait, BM, DCH, FCARCSI, FRCA Department of Anesthesiology and Pain Medicine, University of California, Davis School of Medicine, UC Davis Children's Hospital, Sacramento, CA, USA

Luis Godoy, M.D. Department of Surgery, University of California, Davis Medical Center, Sacramento, CA, USA

Barbara Goebel, N.P., R.N.F.A. Pediatric Heart Center, University of California, Davis Children's Hospital, Sacramento, CA, USA

Claire Graves Department of Surgery, Columbia University, New York, NY, USA

Shinjiro Hirose, M.D. Division of Pediatric General, Thoracic, and Fetal Surgery, UC Davis Medical Center, Shriners Hospitals for Children— Northern California, Sacramento, CA, USA

Robyn H. Lao, R.N., M,S.N., D.N.P., C.P.N.P.-AC University of California, Davis Children's Hospital, Sacramento, CA, USA

Sabrina A. Oldfield, M.D. Section of General Thoracic Surgery, Department of Surgery, UC Davis Medical Center, Sacramento, CA, USA

Amy B. Powne, R.N., C.N.S University of California, Davis Children's Hospital, Sacramento, CA, USA

Amy Rahm, M.D. Division of Pediatric Cardiothoracic Surgery, University of California, Davis Medical Center, Sacramento, CA, USA

Gary Raff, M.D. Department of Surgery, Pediatric Heart Center, University of California, Davis, Sacramento, CA, USA

Sundeep S. Tumber, D.O. Shriners Hospitals for Children—Northern California, Sacramento, CA, USA

Michael S. Wong, M.D. Department of Surgery, University of California, Davis Medical Center, Sacramento, CA, USA

Mary Zanobini, N.P., R.N.F.A. Pediatric Heart Center, University of California, Davis Children's Hospital, Sacramento, CA, USA

中文版序言

　　胸壁畸形在胸壁疾病中较为常见，其总体发病率超过 1%，已远远超过肺、食管和纵隔疾病的发病率。胸壁畸形的高发人群是青少年，不但影响患者的心肺功能和生长发育，也严重影响患者的心理健康。胸壁畸形作为传统胸外科体系的一个分支，虽然是一个古老的亚专业，但近年来治疗理念和技术不断更新。此类患者数量庞大，并且很多病例较为疑难、复杂，其治疗需求也是非常迫切的，但综合医院胸外科医生对此类疾病往往关注不够，熟练掌握手术技术者少之又少，我国胸壁畸形的外科治疗技术尚需要推广普及。令人欣慰的是，越来越多的医院开始重视胸壁外科的工作，包括成立胸壁疾病亚专科，手术的数量和质量不断提升。希望本译著能够将国外的先进经验介绍给各位读者，使胸壁畸形的治疗方法能够被大家所熟知，越来越多的胸外科医生能够安全可靠地开展这些技术，使更多此类疾病的患者受益。

　　本书图文并茂，内容丰富，实用性强，除手术相关内容外还有麻醉及护理方面的阐述，适合有志于学习并开展胸壁外科的专业人员阅读。也希望读者将来更多地结合自身实践，总结归纳经验，开展医工结合研究，实现技术创新，形成适合我国患者的胸壁畸形治疗规范及指南共识。

中国工程院院士

中国科学技术协会第十届全国委员会副主席

北京大学党委常委、常务副校长、医学部主任

美国人文与科学院外籍荣誉院士

英国皇家妇产科学院荣誉院士

发展中国家科学院院士

中文版前言

　　《胸壁畸形外科手术》是一本集合了丰富胸外科医学知识的专业著作。胸壁外科学是胸外科当中基础且重要的一部分。中日友好医院的胸外科团队有幸担任了本书的翻译工作，将胸壁外科学领域的丰富知识与技术呈现给各位读者。

　　当今医学飞速发展，更加凸显了国际学术交流的重要性。中日友好医院胸外科团队翻译这部权威著作，是为了更好地学习、理解国际先进的医学理念，并将其中的精髓呈现给中文读者。这一过程既是对医学知识的深入学习，也是对专业翻译技巧的挑战。在翻译过程中，我们始终秉持严谨的学术态度和对医学的崇敬之心，通过对照英文原文逐字逐句地理解、推敲，力图确保每一句话都能在中文语境中有着准确的表达。此外，为了保持原文的学术水平和专业性，我们充分使用胸外科领域的医学术语，努力为读者呈现一份既通畅易懂，又具备极高学术价值的翻译作品。当然，受限于专业水平和英语能力，译稿虽经多次校对，难免存在疏漏和不足之处，敬请读者批评指正！

　　本书系统而全面地介绍了胸壁外科学的各个方面，涵盖了局部解剖、病理生理、临床表现、诊断方法，以及治疗策略等诸多内容。我们希望通过本书的翻译，能够为广大胸外科医生提供一个便捷而深入的学习途径，帮助他们在临床实践中取得新的成就，为推动我国胸外科事业的发展贡献一份绵薄之力。

　　最后，我们要向原书作者表示由衷的感谢。感谢他们的深入研究和无私贡献为我们带来了这一胸外科领域的重要瑰宝。同时也要感谢翻译团队所有成员的辛勤付出，正是大家的共同努力，才使得这部重要的医学专著得以呈现在中文读者面前。

　　祝各位读者有所收获，阅读愉快！

目　录

第 1 章

胸壁的外科解剖

Amy Rahm

胸骨

　　胸骨由胸骨柄、胸骨体和剑突3个部分组成(图1.1)。其中,胸骨最上部是胸骨柄,两侧与锁骨连接构成胸锁关节。胸骨上切迹是指两个锁骨头之间沿胸骨柄上缘的凹陷部分,其在体检中很容易辨认出来。它相当于第2胸椎水平。除此之外,第1肋骨的肋软骨也通过双侧肋骨切迹与胸骨柄连接。第

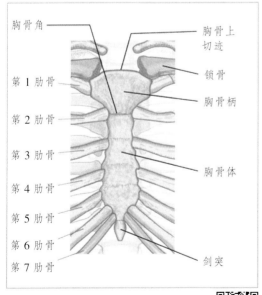

图 1.1　锁骨和肋软骨附着物的胸骨前视图。体表定位标志:胸骨上切迹和胸骨角。

2肋骨的肋软骨则通过骨面间单独的滑膜关节与胸骨柄的下外侧面和胸骨体的上外侧面连接。胸骨柄的最后一个关节部位是胸骨柄关节,也称为胸骨角,这是因为胸骨体相对于胸骨柄的角度更陡。根据表面解剖学,可以识别其位置正外侧的第2肋间间隙,以及气管分叉水平、心房上缘和第4~5胸椎水平。胸骨柄和胸骨体的关节面都覆盖着透明软骨,胸骨体和连接的肋骨在呼吸过程中可灵活移动。在某些情况下,如鸡胸,该关节可能会发生骨化,这导致胸壁顺应性降低和胸壁轮廓异常。胸骨柄上附着的肌肉包括胸骨舌骨肌、胸骨甲状肌和胸锁乳突肌,以及部分胸大肌。

　　在发育过程中,胸骨由6个胸骨节段组成(图1.2)。到青春期后期,中间4段融合形成胸骨体。胸骨体两侧与第2~7肋软骨连接。一种好发于女性的常见畸形是第6和第7肋软骨小关节的连接。胸骨外侧缘也有肋间内肌和肋间前膜附着,而胸大肌则沿前外侧缘附着。

　　剑突是一种软骨结构,位于胸骨体下方,通过肋弓韧带与第7肋肋缘相连,并直接附着于腹直肌鞘。值得注意的是,其长度和结构变异较大,最常见的变异是分叉或出现剑突孔。剑突偶尔会突出,在体检时可见胸骨下缘的突起。

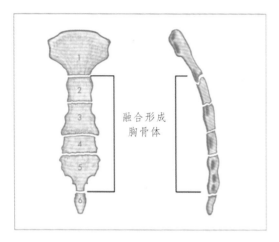

图 1.2　发育中的胸骨由 6 个独立的胸骨节段组成，中间 4 段在青春期融合。

肋骨

胸廓是一种多样化的结构，其能够为胸内器官提供有效的保护和支撑，同时设计独特，便于呼吸。其中，12 对肋骨及其相关的肋软骨从胸椎肋突发育而来。在发育过程中，肋骨对向上移动，使得它们不仅贴近原始脊椎，而且贴近头侧脊椎。这一变化会影响第 2~9 肋，有时还会影响第 10 肋。脊椎末端相对于肋骨胸骨末端的头向移位解释了胸腔的特征形状。

第 1~7 肋的前端都与胸骨和胸骨柄连接，称为真肋。第 8~12 肋不与胸骨直接连接，称为假肋，它们与相邻肋骨的肋软骨连接。第 11、12 肋的胸骨端不与胸骨相连，呈游离悬浮状态(图 1.3)。

肋骨的基本解剖结构包括肋头、肋骨颈、肋骨结节、肋角、肋柄和肋沟。典型肋骨的肋头具有两个关节连接点，胸椎上肋面与胸椎下肋面的数量相同，而胸椎下肋面正好位于头侧。关节囊围绕着每根肋骨的肋头，并通过放射状韧带进一步连接到椎骨之上。肋骨结节与相邻椎体的横突结合，同时存在多个肋骨横韧带以增加支撑。沿着骨肋的轮廓，肋骨末端为肋软骨关节，在那里，肋骨和肋软骨通过骨膜和软骨膜的缠绕牢固地连

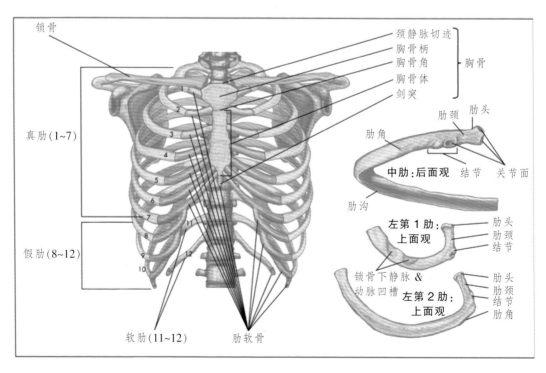

图 1.3　胸廓和肩胛带的前视图。

接在一起。第 1 肋通过透明软骨结合或软骨关节连接，因此是固定的，而第 2~7 肋则通过呼吸时发生移位的滑膜关节与胸骨连接。这些关节由胸骨肋骨韧带加强。肋沟位于下表面，其内部容纳肋间神经血管束(图 1.4)。

第 3~9 肋是如前所述的典型肋，而第 1、2、10~12 肋则是非典型肋。第 1 肋是一根短而平的肋骨，比前面描述的肋骨更宽，更弯曲。肋头只有一个与第 1 胸椎椎体连接的小平面，突出的结节与横突形成滑膜关节。在前面，第 1 肋通过透明软骨结合固定在胸骨柄上，锁骨通过肋锁韧带固定在锁骨之上。其上有来自前、中、后斜角肌，以及前锯肌、锁骨下肌和竖脊肌的附着物。位于锁骨下方的动脉和静脉横跨第 1 肋，靠近骨干中部，位于锁骨下方两侧。第 2 肋的独特之处在于，它有一个连接前锯齿肌的大结节和发育不良的沟槽。第 10~12 肋的肋头部位通过一个小平面与相应的胸椎连接。第 11 和 12 肋的区别在于，它们与其他肋骨相比缺少肋骨颈、肋角和肋沟。除此之外，它们还与相应的横突不相连。

需要注意的是，在人群中还存在一些较为常见的肋骨发育畸形的情况，例如，分叉肋或叉肋、两根或多根肋骨融合等。不到 1% 的人群会出现这些畸形，多发于女性和右侧肋骨。这些畸形通常无症状，但可能伴有肌肉骨骼疼痛或肋间神经卡压。除此之外，分叉肋与戈林综合征(痣样基底细胞癌)之间也存在密切相关性。相关研究显示，高达 16% 的人群会存在一根肋骨发育不良（较短）的情况，其被称为胸正中肋弓缩短。它同样不会表现出症状，且多发于右侧。作为一种先天畸形，颈椎上的颈肋在人群中的发病率约为 0.5%，且在女性中更为常见。虽然这是一种典型的无症状畸形，但颈肋是最重要的解剖肋骨变异，因为它可以引发胸廓出口综合征。

肋间肌与肋间间隙

众所周知，有相当一部分的外科手术需要在胸壁、纵隔和胸腔内进行，因此要求医生具有精确的肌肉、骨骼和神经血管解剖学

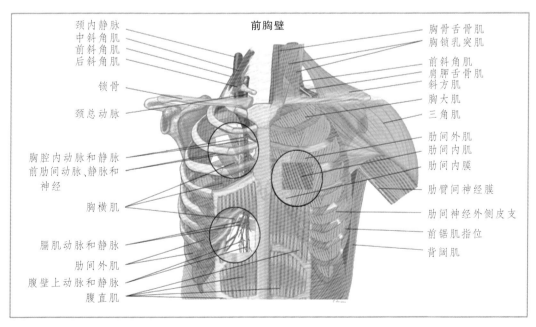

图 1.4 显示肌肉附着和神经血管结构的前胸视图。

知识。无论是管状胸腔造口术还是外科手术,进入胸腔都需要横穿肋间间隙。肋间间隙是由椎骨在发育过程中向上移位而变宽造成的,掌握这一相关知识有助于手术干预。如图 1.4 所示,肋骨由肋间肌肉和隔膜连接。其最外层由附着于上肋尖下表面的肋间外肌组成。肋间外肌向下止于下肋的光滑上表面。在肋间过渡区域,肋间外肌被肋间外膜所代替。下一层由肋间内肌组成。这些肌肉起源于第 1~11 肋的肋沟上缘外唇,并止于下一根肋骨光滑上表面。它们沿下外侧分布,从胸骨延伸到每根肋骨的肋角部位。从肋角到脊柱,肌肉被肋间内膜替代。

在胸骨外侧 1cm 处可见成对的胸腔内动脉和两条静脉(伴行静脉)呈纵向分布。该血管束位于肋间内肌的正后方,胸横肌(最内侧肌的前分支)前面,胸横肌从胸骨下侧延伸至第 2~6 肋的肋软骨。胸内动脉起源于锁骨下动脉,在形成肋沟内的每条肋间前动脉后,又分支成上腹部动脉和腹肌膈上动脉。除第 1 肋间间隙和第 2 间间间隙外,肋间后动脉起自胸主动脉。在这个位置,它们是从锁骨下动脉的肋颈干发出的肋间最上动脉分支。肋间动脉在肋沟内伴行静脉和神经。它们的方向从上到下为静脉—动脉—神经(VAN)。该神经血管束位于肋间内侧肌和最内侧肋间肌的前外侧之间。随着神经血管束向后移动,它位于内皮筋膜内,刚好深入到肋间内膜,因此,在手术过程中可以从胸腔内看到它。

肋间神经能够控制各种肌肉的运动(例如,外/内肋间肌、最内侧的肋间肌、后下/上锯齿肌),以及胸膜顶和皮肤的感官知觉。其中,第 1 和第 2 肋间神经主要负责支配上肢和胸壁。而第 6~11 肋间神经不仅负责支配胸壁,还负责支配腹壁。由于胸壁神经重叠分布,因此,若手术造成多条肋间神经损伤,那么患者术后出现感觉异常比较常见。因为肋间神经沿着肋骨下缘位于肋骨沟内,所以在手术时可以沿着肋骨上缘进入胸腔,从而避免损伤神经血管束。

胸壁的肌肉与生理学

参与呼吸功能的胸部肌肉可分为以下两类,即吸气肌和呼气肌。其中,在放松呼吸过程中,主要吸气肌为膈肌和肋间外肌。隔膜与剑突相连,两侧下方 6 根肋骨和腰椎形成中心腱。在静息状态吸气时,中心腱移位较小,但在被动吸气时,它会明显向下移位,最高可达 4 英寸(1 英寸=2.54cm)。肋间外肌通过以桶柄的方式抬高肋骨来发挥呼吸作用。胸锁乳突肌和斜角肌以泵柄的方式来提升胸骨和上肋骨。被动吸气时可激活辅助肌肉,其中包括前锯肌、胸大肌和小锯肌、斜方肌、肩胛提肌、菱形肌和后上锯肌。在吸气过程中,胸壁尺寸增大,进而产生胸腔内负压,从而将空气吸入肺部。而膈肌的松弛、肺的弹性回缩,以及肋间内肌的收缩则能够实现被动呼气。呼气辅助肌包括腹直肌、外斜肌、内斜肌、胸横肌、后下锯肌和腰方肌。上肢功能由与锁骨、肩胛骨和肱骨相连的各种肌肉控制。其中一些肌肉可能存在缺失的情况,如波兰综合征患者,该类患者会表现为身体一侧的胸大肌缺失,并伴有同侧手畸形等症状。

(梁朝阳 强光亮 译)

推荐阅读

Blevins CE. Anatomy of the thorax. In: Shields TW et al., editors. General thoracic surgery, vol. 1. 6th ed. Philadelphia: Lippincott Williams & Wilkins; 2005. p. 3–15.

Clemens MW, Evans KK, et al. Introduction to chest wall reconstruction: anatomy and physiology of the chest and indications for chest wall reconstruction. Semin Plast Surg. 2011;25(1):5–15.

Kurihara Y, Yakushiji YK, et al. The ribs: anatomic and radiologic considerations. Radiographics. 1999;19(1): 105–19.

Naidu B, Rajesh PB. Relevant surgical anatomy of the chest wall. Thorac Surg Clin. 2010;20(4):453–63.

Shahani R. Anatomy of the thorax. In: Sellke FW et al., editors. Sabistion & spencer: surgery of the chest, vol. 1. 7th ed. Philadelphia: Elsevier Saunders; 2005. p. 3–18.

第 2 章

漏斗胸

Yuen Julia Chen，Shinjiro Hirose

概述

漏斗胸(funnel chest)的特征是胸骨及下肋软骨凹陷导致胸廓前后径减小。漏斗胸是一种相对常见的畸形，占所有先天性胸壁畸形的90%以上[1]，发病率为0.1%~0.8%[2]。其男女发病率之比为5:1[3]，白种人的发病率高于西班牙裔和非洲裔美国人[1]。

历史性回顾

法国博物学家 Johann Bauhinusa 于 16 世纪记载了第一例漏斗胸病例。他描述道"一例漏斗胸患者症状严重，肺部受压，呼吸短促，阵发性咳嗽"[4,5]。然而，最近匈牙利墓葬出土的胸骨化石证实，这种畸形可以追溯到 10 世纪[6]。在 19 世纪，对许多病例采用了"呼吸空气、呼吸锻炼、有氧运动和侧向压力"的治疗方法[7]。

1911 年，Meyer 首次进行了修复手术。他切除一例漏斗胸患者的肋软骨，并进行了分析[7]。1913 年，Sauerbruch 采取一种创伤更大的手术，即切除整个胸前壁以矫正畸形，从而成功地治疗了患者[8]。20 世纪 20 年代，Sauerbruch 使用双侧肋软骨切除术和胸骨截骨术进行了首次胸廓修复[9]。20 年后，这

次手术成为 Mark Ravitch 推广上述手术的基础。1949 年，他采取下肋软骨的开放性软骨膜下切除术和胸骨楔形截骨术来治疗漏斗胸。在接下来的几十年里，这种方式被称为 Ravitch 手术，并成为漏斗胸治疗的金标准[10]。该手术在 20 世纪 50 年代得到了改良，即通过使用短支撑板或支柱来加强修复[7]。虽然很受欢迎，但改良的 Ravitch 手术并非没有缺点，在整个 20 世纪 90 年代，文献报道了多种并发症，包括心脏穿孔、获得性 Jeune 综合征(窒息性胸廓发育不良)、支撑板移位和膈动脉撕裂。

早在 1954 年，Judet 就采用胸骨翻转来治疗漏斗胸。这项技术于 1970 年在日本由 Wada 等实现[11]；然而，由于胸骨感染和坏死的高发病率，它从未被广泛采用。1997 年，Donald Nuss 重新提出这种聚焦于胸骨结构的治疗理念，通过一种微创手术，他在不切除肋软骨的情况下纠正畸形，在 10 年间成功治疗了 42 例漏斗胸患者[12]。Nuss 提出了使用内部不锈钢支架来矫正前胸壁凹陷，而不是使用手术切除来塑造胸骨。

如今，Nuss 手术和改良 Ravitch 手术都用于治疗漏斗胸。在当前的临床实验中，通过新型医疗器械开发新的手术技术仍是一个活跃的领域。

胚胎学和解剖学

躯干由胚胎的中胚层发育而来，由肌肉、肋骨、肋软骨和胸骨组成。胸壁的肌肉组织来源于经历了 4 周发育的肌节。肋骨在第 5 周形成，从胸椎发出，并向腹侧体壁发展，在第 6 周与胸骨融合。胸骨由两侧间充质带发育而成，并沿由头至尾的方向融合。胸骨的骨化从第 6 个月开始，通常在 12 岁时完成[4,7]。

前胸的骨骼结构由胸骨和 12 对肋骨构成，而胸骨又由胸骨柄、胸骨体和剑突组成，12 对肋骨与胸骨柄、胸骨和肋软骨相连。胸骨柄位于 T_3 和 T_4 水平，是 3 块胸骨中最宽和最厚的。胸骨柄和胸骨体位于略微不同的平面上，因此它们的接合处向前突出。胸骨体位于 T_5~T_9 水平，剑突是最小、最薄的骨骼。前 7 根肋骨是真肋，直接附着在胸骨柄和胸骨体上。肋骨和胸骨连接在一个透明的软骨关节上，称为肋软骨关节。第 1 对肋软骨通过软骨关节进行关节连接，无相对运动；而第 2~7 对肋软骨通过滑膜关节与胸骨进行关节连接，可以在呼吸运动时活动。第 8~10 对肋骨是假肋，通过肋软骨连接前部，而肋骨和肋软骨通过其上覆的硬骨膜和软骨膜相连。第 11 对和第 12 对肋骨为浮肋，其前端保持游离[13]（图 2.1）。

病理生理学

漏斗胸的病因尚不明确，但存在明显的家族遗传倾向，高达 43% 的病例有阳性家族

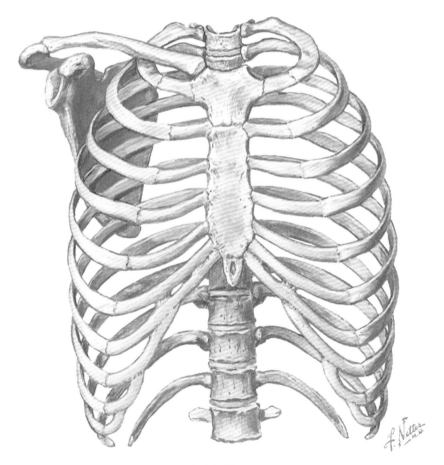

图 2.1　胸壁解剖（Netters）。

史[14-16]；然而，其确切的遗传机制尚待阐明，且遗传模式可能是多因素的[17-19]。漏斗胸可以是多种遗传综合征的一部分，最常见的是马方综合征和努南综合征[20]；然而，只有不到 1% 的漏斗胸患者存在潜在的结缔组织疾病[21]。

历史上有许多关于漏斗胸发病机制的解释，包括子宫内膈肌发育异常、胚胎定位异常导致胸骨宫内压力增加，以及梅毒和佝偻病等全身性疾病的后遗症[4]。当前对漏斗胸病因的假设主要聚焦于胸肋软骨的代谢异常和过度生长导致关节脆弱不稳[22]。对漏斗胸患者胸肋软骨的组织学分析显示，软骨过早老化、微量元素含量异常，即软骨细胞活性降低和锌含量降低[23-25]。与对照样本相比，漏斗胸患者的软骨显示出生物力学稳定性降低，这可能是由胶原蛋白排列和分布紊乱造成的[26]。

临床特征

漏斗胸在出生时可能就已存在；然而，患者往往直到少儿期或青春期才能发现，此时期患者的症状比较严重，抑郁情绪也比较明显。对大多数患者而言，该病对生理的影响不大，但其外观会导致心理困扰，这是治疗的重要指征。

许多漏斗胸患者表现活跃、身体健康，主诉仅是有一个可见的解剖性缺陷。体征包括胸骨下部可见凹陷，伴胸壁不对称。这种畸形可以表现出多种不同形态，最常见的是杯状凹陷。杯状凹陷边界清晰且凹陷较深，累及胸骨下端。若上肋软骨受累，其凹陷程度往往更为严重。漏斗胸患者的体态十分典型。他们通常又高又瘦，肋骨倾斜，肩部圆润，腹部隆起，脊柱侧弯后期明显[27-29]。若出现症状，最常见的是非特异性心前区胸痛、运动耐力降低、呼吸道频繁感染、哮喘和心理焦虑[4]。

心肺特征

在漏斗胸患者中常可闻及收缩期喷射样杂音，并且在运动后加重。这种杂音可能是由于胸骨和肺动脉之间的距离减小，使血流杂音得以传导。心电图异常是由于胸壁的异常构造导致心脏向左移位[30]。

作为胸壁的一种结构畸形，漏斗胸理论上可导致呼吸动力学异常，以及继发于胸腔压迫的心肺功能损害。然而，许多学者认为漏斗胸并不会导致任何心肺功能损害。尽管如此，在临床上的普遍共识是，手术修复后的漏斗胸患者会表现出更强的耐力和体力[30]。

肺功能研究

Koumbourlis 和 Stolar[31]对 103 例特发性漏斗胸患者的肺发育和肺功能模式进行了综合分析。他们发现，下呼吸道梗阻主要诱发梗阻性肺病而不是限制性肺病。他们也注意到不同年龄组的肺功能存在差异，然而，没有证据表明，随着患者年龄的增长，胸廓畸形会导致肺发育或肺功能的减退。

最近一项针对 327 例漏斗胸患者的前瞻性多中心研究[32]发现，与正常人相比，漏斗胸患者术前肺功能的下降幅度相对较小，而术后改善幅度为 6%~10%。凹陷程度更严重的患者术后肺功能改善更大。术前和术后运动肺功能检查显示，术后患者最大氧摄取量增加 10.2%，氧脉搏增加 19%。尽管术前和术后肺功能测试的差异具有统计学意义，但作者仍然认为，手术后的变化幅度微小。

最后，2006 年发表的一项 Meta 分析[33]纳入了 12 项研究，共 313 例患者。其结果表明，手术修复漏斗胸并未给肺功能带来显著改善。尽管在这方面进行了大量研究，但漏斗胸畸形对肺生理学客观测量指标的影响均未达成共识。

心血管研究

在漏斗胸患者中，胸骨后部凹陷可压迫右心室前部，并使心脏向左移位[30]。小样本研究表明，与正常对照组相比，这种压迫会导致患者的每搏输出量减少，运动时增加每搏输出量的能力受限[34]。漏斗胸患儿的二尖瓣脱垂发病率(17%~65%)显著高于正常儿童(1%)。理论上，这是心脏受压的结果，因为术后研究表明，高达50%的二尖瓣脱垂可在漏斗胸修复后恢复[35,36]。心律失常，如一度心脏传导阻滞、右束支传导阻滞、预激综合征(W-P-W)也很常见，在漏斗胸患者中的发病率为16%[7]。

2006年发表的一项Meta分析[37]对169例漏斗胸患者术前和术后的心血管功能进行了研究。根据8项符合其纳入标准的研究，作者得出结论，手术修复后，定量测量心血管功能的平均改善量超过1.5个标准差。然而，争议依然存在。因为随后在2007年发表的一项Meta分析[38]回顾了相同的文献，并指出没有可靠的文献证明漏斗胸修复后心脏功能有所改善。

初步评估

与其他胸壁畸形一样，对漏斗胸患者的评估要全面了解病史和进行体格检查。医务工作者应仔细评估凹陷程度、症状，以及心肺功能的潜在受限程度。具体而言，应注意运动耐受性、胸骨边缘和下肋骨边缘的疼痛及身体形象问题引起的心理困扰。体格检查时，应记录凹陷深度和偏转度[21]。

影像学研究可以进一步辅助胸壁解剖学评估和胸壁尺寸的记录，这有利于制订术前计划。有研究主张将常规胸部X线片作为术前评估所必需的唯一影像学检查[39]。但多数患者接受的是胸部计算机断层扫描(CT)。磁共振成像(MRI)可用于格外担心有辐射危险的患者；然而，与MRI相比，CT的效果通常更好，因为CT能更好地显示骨骼的细微结构[7]。

有多种评分指标用于评估漏斗胸的严重程度，但使用广泛的是Haller指数。Haller指数是指胸部CT上胸廓横径与胸骨到脊椎间的最短距离之比。Haller指数>3.25表示严重缺陷[40](图2.2)。

手术前几乎所有患者都需要进行肺功能检查；然而，肺功能正常者并不会排除手术干预。对于有心悸病史的患者，应做24小时心电图检查，明确有无心律失常，并进行超声心动图检查，以评估是否有二尖瓣脱垂。

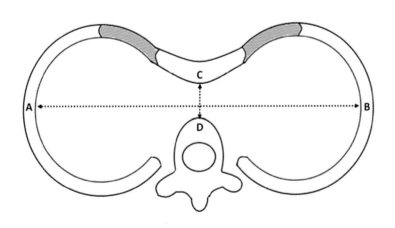

图 2.2　Haller 指数。

手术修复的适应证

能否进行手术需要考虑解剖学变化、生理局限性和心理困扰等因素。多数医疗中心进行手术修复的适应证包括主观运动不耐受、肺功能检查结果异常、超声心动图异常、运动性哮喘、身体形象问题，以及 Haller 指数>3.25。

非手术治疗

锻炼计划

在医疗中心就诊的大多数患者被诊断为轻度或中度畸形，这就没有达到手术干预标准。这些患者通常从做运动和体位纠正开始训练，旨在增强心肺功能，并改善体位以增加胸壁扩张度，因为典型的胸廓姿势可能会导致畸形加重。这要求患者每天进行呼吸和体位锻炼，并鼓励他们参加有氧运动和团队运动，这也可以避免久坐，减轻症状。医疗中心每年对这些患者进行重新评估，以监测依从性和病情进展[41]。

胸骨抽吸装置

在欧洲，几例轻度漏斗胸患者使用胸骨抽吸装置治疗前胸壁，疗效显著。该装置连续使用 12~15 个月，初步研究表明，胸骨凹陷的矫正率约为每个月 1cm。然而，使用该装置的长期预后结果仍未明晰[42-45]。

手术治疗

开放性手术(改良 Ravitch 修复)

开放性手术需要在胸骨凹陷最深处乳缘下做皮肤横切口，向上方拉开皮肤和肌瓣，以便抬高胸肌，显露胸骨和双侧受累肋软骨的全长。然后沿着软骨膜前表面的切口，在肋软骨和其周围软骨膜之间的无血管区进行解剖，将肋骨-肋软骨连接处至肋骨-胸骨连接处所有的异常肋软骨做软骨膜下切除。在这个过程中，必须小心保护软骨膜，以避免血管破裂。接着，移动剑突，形成胸骨后平面，将附着在胸骨后方的胸膜及骨膜与胸骨剥离，从而构建胸骨楔形截骨术以抵消胸骨后部凹陷，再插入胸骨后横板或三脚架状软骨以支撑胸骨。最后缝补切口。而胸骨后引流管及皮下引流管通常需要留置原处，并于术后 2~3 天拔出[34,46]。

部分医疗中心已将改良 Ravitch 手术用于临床实践。Leonard 改良是使用固定在外部支架上的胸骨后钢丝支撑胸骨，再持续 3 个月，他没有使用胸骨后横板[47]。而Robicsek 改良是使用固定在残留软骨上的 Marlex 网来稳固胸骨[48]（图 2.3）。

Nuss 手术

Nuss 微创手术需要经双侧小切口在胸骨下放置一根凸形钢板。钢板保持在原位 2~4 年，以逐步复位胸骨，并重塑变形的肋软骨，直到恢复正常位置才取出钢板。Nuss 手术经过改良后，在胸腔镜的导引下，可视化经胸廓胸骨后平面的解剖，以便放置钢板，再缝合骨膜将钢板固定到位，以最大限度减少术后移位[34]。双侧胸腔镜或剑突下切口也有助于引导钢板的放置。Nuss 手术因其创伤更小、效果更好，已成为许多小儿外科医生的首选方法[49-52]（图 2.4）。

并发症

一般而言，发病率和死亡率较低的患者对漏斗胸修复术耐受更为良好。Johnson 等的最近一项系统性综述表明，上述两种手术的并发症发生率相似，然而，到目前为止，还没有随机对照试验来比较两种手术方法的

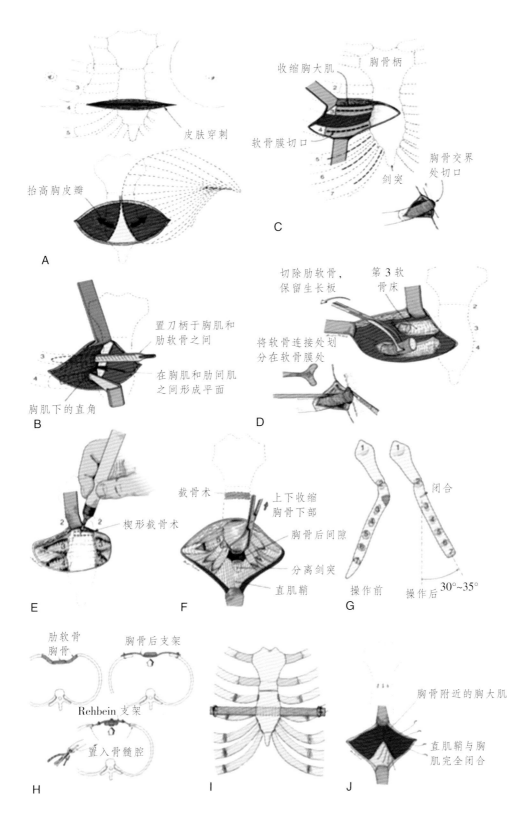

图 2.3 Ravitch 修复。

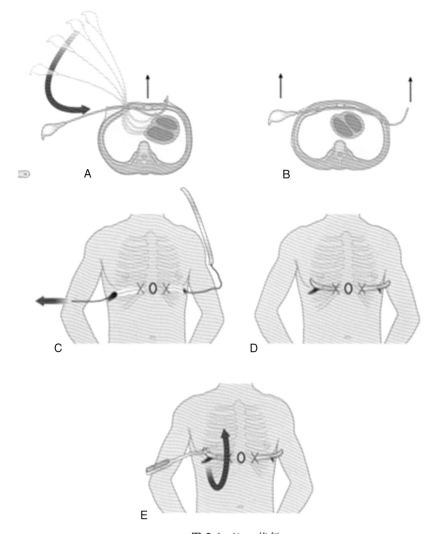

图 2.4 Nuss 修复。

疗效差异。因此,手术方式的选择主要取决于患者、医生和医疗机构的偏好[15,53-55]。

Nuss 手术后最常见的并发症是由钢板放置引起的,如需要再次手术的钢板移位(5.7%~12%),气胸(2%~3.5%),伤口感染(1.4%~2.2%),肺部并发症(2%)如胸腔积液、肺不张和肺炎也可能发生,但概率较低。最近一项使用 NSQIP-P 数据库的研究报告指出,Nuss 手术患者并发症的发生率为3.8%,再入院率为 3.8%,手术部位感染率为0.4% [51,52,55-58]。其他罕见的 Nuss 术后并发症也应引起注意,如在取出钢板的过程中,因肺

血管损伤、胸骨或主动脉侵袭,或因钢板旋转侵袭乳内动脉,导致致命或近乎致命的大出血[59-63]。此外,由于旋转支撑钢板引起的主动脉侵袭、双侧胸锁关节脱位和胸廓出口梗阻而导致的心脏压塞和休克病例也有报道[62,64,65]。

获得性 Jeune 综合征(窒息性胸廓发育不良)是漏斗胸开放性手术的一种罕见且可怕的并发症。1996 年,Haller 等[66]首次记载了 12 例儿童在进行 Ravitch 手术后,由于正常胸壁生长永久受损,出现了严重的限制性心肺症状。病因尚不清楚,但据推测,这种致命的并发症可能是由于对畸形软骨进行了

过度切除,导致胸骨骨化中心血供阻断。同时,过早进行修复(<4 岁)也可能增加这种并发症的风险。这些患者的肺功能检查显示,FVC 显著下降 30%~50%,FEV1 显著下降 30%~60%。其治疗手段也相当复杂,医生需要重新切除所有胸骨下软骨,并使用肋骨移植或胸骨后支撑系统重新扩张受压的胸腔[67,68]。

预后

无论选择哪种手术方式,大多数患者都表示非常满意。关于改善患者的心理困扰在文献中也早有记载[69]。Kelly 等[70]进行的一项大型多中心试验表明,术后患者的身体形象困扰和身体主观活动受限得到了显著改善,97%的患者对术后整形结果感到满意。

历史上,在引入 Nuss 手术之前,漏斗胸患者的复发率为 2%~37%[52]。然而,近期多项研究报道复发率为 1.4 %~8.5%[71,72]。此前人们认为,患有结缔组织疾病的年轻患者或进行过相关手术的患者复发率更高[73]。然而,Sacco-Casamassima 等[71]在对 85 例复发性漏斗胸患者的研究中,并没有发现任何患者或手术相关因素能明确作为术后复发的预测因子。

其他手术干预

假体植入

据报道,在欧洲和南美洲的小样本病例中[74-77],使用定制的硅胶假体植入物治疗仅存在外观问题的漏斗胸患者,在不改变胸骨形状的情况下可以改善胸部外观。此方法耐受性良好,整形效果令人满意。其最常见的并发症是多达 30%的患者出现血肿[77];然而,当前未有长期的研究报告。

磁性微型移动手术(3MP)

磁性微型移动[78-80]手术旨在使用磁性逐渐重塑漏斗胸畸形。磁场并不是短时间施加巨大的力,而是长时间施加较小的力。理论上,这种持久柔和的力量可以慢慢重塑胸廓,避免传统手术带来的严重疼痛。通过剑突下小切口手术插入椎间盘磁铁并固定在胸骨上,将外部磁铁安装在定制的矫正支架上,并放置于患者的胸部。患者再佩戴支架 18~24 个月,随后移除内部磁铁。初步研究表明,在随访的 1 年内,10 例患者的 Haller 指数没有显著变化,但 14 岁以下患儿的 Haller 指数有改善趋势。进一步的分析表明,此项装置安全,性价比高。目前,磁性微型移动器正在进行 3 期多中心临床试验。

(马千里　余其多　译)

参考文献

1. Jaroszewski D, et al. Current management of pectus excavatum: a review and update of therapy and treatment recommendations. J Am Board Fam Med. 2010;23(2):230–9.
2. Kelly Jr RE, et al. Pectus excavatum in a 112-year autopsy series: anatomic findings and the effect on survival. J Pediatr Surg. 2005;40(8):1275–8.
3. Fonkalsrud EW. Current management of pectus excavatum. World J Surg. 2003;27(5):502–8.
4. Brochhausen C, et al. Pectus excavatum: history, hypotheses and treatment options. Interact Cardiovasc Thorac Surg. 2012;14(6):801–6.
5. Bauhinus J. Sterni cum costis ad interna reflexis nativa spirandi difficultatis causa, in Grafenberg: Observationum rarum, novarum, admirabilium et monstruosorum 1609. In: Ioannis Schenckii a Grafenberg. Frankfurt: Tomus I Librum II. p. 507–8.
6. Toth GA, Buda BL. Funnel Chest (pectus excavatum) in 10-16th century fossil material. J Paleontol. 2001;13(2):63–6.
7. Kelly Jr RE. Pectus excavatum: historical background, clinical picture, preoperative evaluation and criteria for operation. Semin Pediatr Surg. 2008;17(3):181–93.
8. Meyer L. Zur chirurgischen Behandlung der angeborenen Trichterbrust. Berl Klin Wschr. 1911;48:1563–6.

9. Sauerbruch F. Operative Beseitigung der angeborenen Trichterbrust. Dtsch Z Chir. 1931;234(1):760–4.

10. Ravitch MM. The operative treatment of pectus excavatum. Ann Surg. 1949;129(4):429–44.

11. Wada J, et al. Results of 271 funnel chest operations. Ann Thorac Surg. 1970;10(6):526–32.

12. Nuss D, et al. A 10-year review of a minimally invasive technique for the correction of pectus excavatum. J Pediatr Surg. 1998;33(4):545–52.

13. Hansen JT, Netter FH. Netter's clinical anatomy. 3rd ed. Philadelphia: Saunders/Elsevier; 2014. xxii, p. 546.

14. Leung AK, Hoo JJ. Familial congenital funnel chest. Am J Med Genet. 1987;26(4):887–90.

15. Kelly Jr RE, et al. Prospective multicenter study of surgical correction of pectus excavatum: design, perioperative complications, pain, and baseline pulmonary function facilitated by internet-based data collection. J Am Coll Surg. 2007;205(2):205–16.

16. Fonkalsrud EW, Dunn JC, Atkinson JB. Repair of pectus excavatum deformities: 30 years of experience with 375 patients. Ann Surg. 2000;231(3):443–8.

17. Stacey MW, et al. Variable number of tandem repeat polymorphisms (VNTRs) in the ACAN gene associated with pectus excavatum. Clin Genet. 2010;78(5):502–4.

18. Creswick HA, et al. Family study of the inheritance of pectus excavatum. J Pediatr Surg. 2006;41(10):1699–703.

19. Kotzot D, Schwabegger AH. Etiology of chest wall deformities—a genetic review for the treating physician. J Pediatr Surg. 2009;44(10):2004–11.

20. Cobben JM, Oostra RJ, van Dijk FS. Pectus excavatum and carinatum. Eur J Med Genet. 2014;57(8): 414–7.

21. Colombani PM. Preoperative assessment of chest wall deformities. Semin Thorac Cardiovasc Surg. 2009;21(1):58–63.

22. Nakaoka T, et al. Does overgrowth of costal cartilage cause pectus excavatum? A study on the lengths of ribs and costal cartilages in asymmetric patients. J Pediatr Surg. 2009;44(7):1333–6.

23. Geisbe H, et al. [88. Biochemical, morphological and physical as well as animal experimental studies on the pathogenesis of funnel chest]. Langenbecks Arch Chir. 1967;319:536–41.

24. Rupprecht H, et al. Pathogenesis of chest wall abnormalities—electron microscopy studies and trace element analysis of rib cartilage. Z Kinderchir. 1987;42(4):228–9.

25. Fokin AA, et al. Anatomical, histologic, and genetic characteristics of congenital chest wall deformities. Semin Thorac Cardiovasc Surg. 2009;21(1):44–57.

26. Feng J, et al. The biomechanical, morphologic, and histochemical properties of the costal cartilages in children with pectus excavatum. J Pediatr Surg. 2001;36(12):1770–6.

27. Waters P, et al. Scoliosis in children with pectus excavatum and pectus carinatum. J Pediatr Orthop. 1989;9(5):551–6.

28. Hong JY, et al. Correlations of adolescent idiopathic scoliosis and pectus excavatum. J Pediatr Orthop. 2011;31(8):870–4.

29. Wang Y, et al. Mechanical factors play an important role in pectus excavatum with thoracic scoliosis. J Cardiothorac Surg. 2012;7:118.

30. Kelly Jr RE, Shamberger RC. Chapter 62—congenital chest wall deformities. In: Coran AG, editor. Pediatric surgery. 7th ed. Philadelphia: Mosby; 2012. p. 779–808.

31. Koumbourlis AC, Stolar CJ. Lung growth and function in children and adolescents with idiopathic pectus excavatum. Pediatr Pulmonol. 2004;38(4):339–43.

32. Kelly Jr RE, et al. Multicenter study of pectus excavatum, final report: complications, static/exercise pulmonary function, and anatomic outcomes. J Am Coll Surg. 2013;217(6):1080–9.

33. Malek MH, et al. Pulmonary function following surgical repair of pectus excavatum: a meta-analysis. Eur J Cardiothorac Surg. 2006;30(4):637–43.

34. Franz F, Goretsky M, Shamberger R. Pectus excavatum. In: Ziegler M et al., editors. Operative pediatric surgery. 2nd ed. New York: McGraw-Hill; 2014.

35. Shamberger RC, Welch KJ, Sanders SP. Mitral valve prolapse associated with pectus excavatum. J Pediatr. 1987;111(3):404–7.

36. Coln E, Carrasco J, Coln D. Demonstrating relief of cardiac compression with the Nuss minimally invasive repair for pectus excavatum. J Pediatr Surg. 2006;41(4):683–6. Discussion 683–6.

37. Malek MH, et al. Cardiovascular function following surgical repair of pectus excavatum: a metaanalysis. Chest. 2006;130(2):506–16.

38. Guntheroth WG, Spiers PS. Cardiac function before and after surgery for pectus excavatum. Am J Cardiol. 2007;99(12):1762–4.

39. Mueller C, Saint-Vil D, Bouchard S. Chest x-ray as a primary modality for preoperative imaging of pectus excavatum. J Pediatr Surg. 2008;43(1):71–3.

40. Haller Jr JA, Kramer SS, Lietman SA. Use of CT scans in selection of patients for pectus excavatum surgery: a preliminary report. J Pediatr Surg. 1987;22(10):904–6.

41. Nuss D, Kelly Jr RE. Minimally invasive surgical correction of chest wall deformities in children (Nuss procedure). Adv Pediatr. 2008;55:395–410.

42. Haecker FM, Mayr J. The vacuum bell for treatment of pectus excavatum: an alternative to surgical correction? Eur J Cardiothorac Surg. 2006;29(4):557–61.

43. Schier F, Bahr M, Klobe E. The vacuum chest wall lifter: an innovative, nonsurgical addition to the management of pectus excavatum. J Pediatr Surg. 2005;40(3):496–500.

44. Haecker FM. The vacuum bell for conservative treatment of pectus excavatum: the Basle experience. Pediatr Surg Int. 2011;27(6):623–7.

45. Lopez M, et al. Preliminary study of efficacy of cup suction in the correction of typical pectus excavatum. J Pediatr Surg. 2015;51(1):183–7.

46. Sultan I, Yang S. Congenital chest wall anomalies. In: Yuh DD, editor. Johns Hopkins textbook of cardiothoracic surgery. 2nd ed. New York: McGraw-Hill; 2014.

47. Antonoff MB, et al. When patients choose: comparison of Nuss, Ravitch, and Leonard procedures for primary repair of pectus excavatum. J Pediatr Surg. 2009;44(6):1113–9.

48. Robicsek F, Watts LT, Fokin AA. Surgical repair of pectus excavatum and carinatum. Semin Thorac

Cardiovasc Surg. 2009;21(1):64–75.

49. Hebra A, et al. Outcome analysis of minimally invasive repair of pectus excavatum: review of 251 cases. J Pediatr Surg. 2000;35(2):252–7. Discussion 257–8.

50. Croitoru DP, et al. Experience and modification update for the minimally invasive Nuss technique for pectus excavatum repair in 303 patients. J Pediatr Surg. 2002;37(3):437–45.

51. Sacco-Casamassima MG, et al. Minimally invasive repair of pectus excavatum: analyzing contemporary practice in 50 ACS NSQIP-pediatric institutions. Pediatr Surg Int. 2015;31(5):493–9.

52. Kelly RE, et al. Twenty-one years of experience with minimally invasive repair of pectus excavatum by the Nuss procedure in 1215 patients. Ann Surg. 2010;252(6):1072–81.

53. de Oliveira Carvalho PE, et al. Surgical interventions for treating pectus excavatum. Cochrane Database Syst Rev. 2014;10:CD008889.

54. Johnson WR, Fedor D, Singhal S. Systematic review of surgical treatment techniques for adult and pediatric patients with pectus excavatum. J Cardiothorac Surg. 2014;9:25.

55. Nasr A, Fecteau A, Wales PW. Comparison of the Nuss and the Ravitch procedure for pectus excavatum repair: a meta-analysis. J Pediatr Surg. 2010;45(5):880–6.

56. Protopapas AD, Athanasiou T. Peri-operative data on the Nuss procedure in children with pectus excavatum: independent survey of the first 20 years' data. J Cardiothorac Surg. 2008;3:40.

57. Davis JT, Weinstein S. Repair of the pectus deformity: results of the Ravitch approach in the current era. Ann Thorac Surg. 2004;78(2):421–6.

58. Fonkalsrud EW, et al. Comparison of minimally invasive and modified Ravitch pectus excavatum repair. J Pediatr Surg. 2002;37(3):413–7.

59. Adam LA, Meehan JJ. Erosion of the Nuss bar into the internal mammary artery 4 months after minimally invasive repair of pectus excavatum. J Pediatr Surg. 2008;43(2):394–7.

60. Hoel TN, Rein KA, Svennevig JL. A life-threatening complication of the Nuss procedure for pectus excavatum. Ann Thorac Surg. 2006;81(1):370–2.

61. Jemielity M, et al. Life-threatening aortic hemorrhage during pectus bar removal. Ann Thorac Surg. 2011;91(2):593–5.

62. Leonhardt J, et al. Complications of the minimally invasive repair of pectus excavatum. J Pediatr Surg. 2005;40(11):e7–9.

63. Notrica DM, et al. Life-threatening hemorrhage during removal of a Nuss bar associated with sternal erosion. Ann Thorac Surg. 2014;98(3):1104–6.

64. Kilic B, et al. Vascular thoracic outlet syndrome developed after minimally invasive repair of pectus excavatum. Eur J Cardiothorac Surg. 2013;44(3):567–9.

65. Lee SH, Ryu SM, Cho SJ. Thoracic outlet syndrome after the Nuss procedure for the correction of extreme pectus excavatum. Ann Thorac Surg. 2011;91(6):1975–7.

66. Haller Jr JA, et al. Chest wall constriction after too extensive and too early operations for pectus excavatum. Ann Thorac Surg. 1996;61(6):1618–25.

67. Sacco Casamassima MG, et al. Operative management of acquired Jeune's syndrome. J Pediatr Surg. 2014;49(1):55–60. Discussion 60.

68. Phillips JD, van Aalst JA. Jeune's syndrome (asphyxiating thoracic dystrophy): congenital and acquired. Semin Pediatr Surg. 2008;17(3):167–72.

69. Einsiedel E, Clausner A. Funnel chest. Psychological and psychosomatic aspects in children, youngsters, and young adults. J Cardiovasc Surg (Torino). 1999;40(5):733–6.

70. Kelly Jr RE, et al. Surgical repair of pectus excavatum markedly improves body image and perceived ability for physical activity: multicenter study. Pediatrics. 2008;122(6):1218–22.

71. Sacco Casamassima MG, et al. Contemporary management of recurrent pectus excavatum. J Pediatr Surg. 2015;50(10):1726–33.

72. Redlinger Jr RE, et al. One hundred patients with recurrent pectus excavatum repaired via the minimally invasive Nuss technique—effective in most regardless of initial operative approach. J Pediatr Surg. 2011;46(6):1177–81.

73. Colombani PM. Recurrent chest wall anomalies. Semin Pediatr Surg. 2003;12(2):94–9.

74. Anger J, Alcalde RF, de Campos JR. The use of soft silicone solid implant molded intraoperatively for pectus excavatum surgical repair. Einstein (Sao Paulo). 2014;12(2):186–90.

75. Soccorso G, Parikh DH, Worrollo S. Customized silicone implant for the correction of acquired and congenital chest wall deformities: a valuable option with pectus excavatum. J Pediatr Surg. 2015;50(7):1232–5.

76. Wechselberger G, et al. Silicone implant correction of pectus excavatum. Ann Plast Surg. 2001;47(5):489–93.

77. Snel BJ, et al. Pectus excavatum reconstruction with silicone implants: long-term results and a review of the english-language literature. Ann Plast Surg. 2009;62(2):205–9.

78. Harrison MR, et al. Magnetic mini-mover procedure for pectus excavatum II: initial findings of a Food and Drug Administration-sponsored trial. J Pediatr Surg. 2010;45(1):185–91. Discussion 191–2.

79. Harrison MR, et al. Magnetic Mini-Mover Procedure for pectus excavatum: I. Development, design, and simulations for feasibility and safety. J Pediatr Surg. 2007;42(1):81–5. Discussion 85–6.

80. Harrison MR, et al. Magnetic mini-mover procedure for pectus excavatum III: safety and efficacy in a Food and Drug Administration-sponsored clinical trial. J Pediatr Surg. 2012;47(1):154–9.

第 3 章

磁力微型移动手术

Claire Graves，Shinjiro Hirose

目前,治疗漏斗胸的常见术式包括 Nuss 手术和 Ravitch 手术两种。这两种手术是通过一次性手术矫正胸壁,需要在全身麻醉下进行严格的手术操作。这些手术均会引起剧烈的疼痛,有时会延长患者的住院治疗时间,并需要更长的恢复期。磁力微型移动手术(3MP)可以作为一种治疗漏斗胸的替代方案。该技术参考口腔正畸和胸廓支架的应用,通过长时间低强度牵引方式,以实现胸壁矫正。3MP 应用磁场在胸骨上施加受控的向外牵引力,随着时间的推移,逐渐重构胸壁软骨,避免了大规模手术或住院治疗。一旦实现了良好的矫正效果,胸骨可以调节或固定在合适的位置,而通过间歇牵引来完成软骨重塑,就像牙齿矫正后使用夜间保持器一样。

3MP 装置构造

3MP 装置由两部分组成:一个内置磁体植入在胸骨上;一个外部磁体,集成到定制的前胸壁支架中(图 3.1)。内置和外部磁体间的吸引力作用于胸骨,产生外向牵引力。该设备对畸形的肋软骨施加稳定、持续的牵引力,缓慢地重塑胸壁,并矫正畸形。

内置磁体由直径为 1.5 英寸、厚度为 0.1875 英寸的钕–铁–硼稀土磁片和一块

0.0625 英寸的铁磁板(用于聚焦磁力)组成,完全置于小型钛壳内(图 3.2A)。该装置位于胸骨前方,并固定在胸骨后面的钛盘支撑板上。在最初的设计中,前置磁体装置后面的螺纹杆,穿过胸骨凹陷部分,再拧入背面钛板上的螺纹中。治疗结束后,可通过门诊手术将该装置拆除。

外部装置是一种定制矫形器,由聚丙烯制成,可以模压到每例患者的胸壁(图3.2B)。Magnatract 设备内置第二个稀土磁体,并通过内外磁极的相互引力作用而发挥牵引效果,进而将其固定在患者的胸壁上。支架内磁体的位置可以调节,因此可以调节磁力的强度,进而实现个体化牵引力定制和牵引方向调整的目的。外部装置内还包括传感器,该传感器用于测量和记录磁体在植入时所产生的温度和引力,并且与定制的微处理器

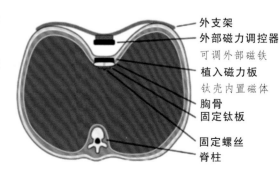

外支架
外部磁力调控器
可调外部磁铁
植入磁力板
钛壳内置磁体
胸骨
固定钛板
固定螺丝
脊柱

图 3.1 磁力微型移动装置(3MP)轴位示意图。

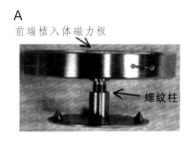

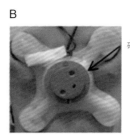

A　前端植入体磁力板　螺纹柱

B　磁力数据记录仪外壳

图 3.2　3MP 装置图示。(A)植入体磁力板由包裹在钛外壳内的一片钕–铁–硼稀土磁片(直径 1.5 英寸,厚 0.1875 英寸)和磁聚焦片构成,置于胸骨前方,通过螺丝与胸骨后方的钛板紧密固定。(B)个体化定制磁力牵引方式,并应用另一个稀土磁极作为外矫正牵引点,通过内外磁极的相互引力作用发挥牵引效果,施加在胸骨上的牵引力是可调可控的。

和数据记录仪连接,可以每 10 分钟记录一次引力和温度。利用这些数据,患者和临床医生可以追踪记录支架佩戴时长,以及磁体引力的大小。

研发和临床应用前测试

为了证明 3MP 可以施加足够的牵引力来重构肋软骨,将该装置植入人体骨骼,以测试磁体在不同距离下耦合磁体所产生的牵引力变化。当磁体相距 1cm 时,作用在内部磁体(相当于作用在胸骨)上的牵引力为 4.45kg。如果将外部磁体调远,牵引力会减小(图 3.3)。对一个意识清醒的儿童而言,将胸壁向外牵出 1cm 需要的牵引力为 2.5~5.0kg,该数据随年龄和性别会略有变化[1]。传统矫正

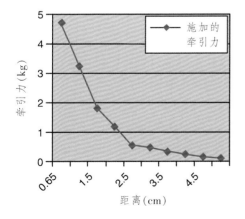

图 3.3　不同距离磁体间产生的牵引力变化。

手术需要一次性将胸壁移动较大幅度,因此也需要较大的力量(最大达 23.4kg);与其不同的是,3MP 只需施加足够的牵引力来刺激异常软骨重构,这样的刺激可以在此后几个月内连续施加。由磁力系统对胸骨产生向外牵引力,在磁体间相距 1cm 时该力为 4.45kg,将意识清醒患儿的胸壁向外牵出 1cm 时,该力位于所需的引力范围内,可以逐渐重构胸壁。

在该装置开发的过程中,一个重要的考量因素是植入式磁体长期暴露于磁场中的安全性,尤其是磁场刚好位于心脏附近。为了确定设备产生的磁场强度对心脏的影响,研究者绘制了磁场图,标记磁体距离由 1cm 增至 10cm 时牵引力的变化。当磁体相距 1cm 时,胸骨下方的最大磁场强度为 0.04T。MRI 对人体的安全风险研究指出,暴露于 1.5T 及以下磁场强度时,对心脏功能或血流动力学没有影响[2,3]。此外,在应用"牛磁体"预防牛金属异物疾病方面,有一项有趣的大型动物模型——人们将这些磁体置于牛胃中,以吸附误食的金属丝、钉子和其他金属,否则这些金属异物会在牛的胃肠道远端造成创伤或阻塞。该磁体的强度与 3MP 相当,并且与心脏相近,能一直安全地留在动物体内[4]。

另一个早期关于安全性的担忧来自该

装置产生的磁场是否会对与患者密切接触的其他人构成危险，或者是干扰外部设备。为了降低这种风险，Magnatract 支架表面采用一层薄的铁磁屏蔽罩覆盖，以降低支架向外的磁场。使用这种屏蔽罩后，支架外表面的最高场强可以从 150G 降低至 10G[5]。

Ⅰ期临床试验

试验设计

在临床前试验后，我们获得了一个试验用器械研究许可（G050196/A002），以便在患者中开展试验。受美国食品和药品监督管理局（FDA）孤儿产品研发办公室（OOPD）资助（R01FD003341），我们进行了首次人体试验，以测试该方法的安全性和理论可行性。单机构试点研究共纳入了 10 例年龄为 8~14 岁，且漏斗胸严重程度指数（PSI）>3.5 的患者。植入 3MP 装置后，患者在此后 18 个月中一直佩戴定制的 Magnatract 外部支架。每个月对患者进行伤口检查和胸部 X 线检查，以分别监测皮肤愈合和装置的运行情况，在治疗过程中反复计算并记录 PSI。在手术前和植入物移除术后完成 CT 检查，以评估 PSI 的总体改善情况。在植入前、植入后 1 个月和取出植入物后 1 个月分别行心电图（EKG）检查，以监测其对心脏电功能的影响。

安全性

参加这项试验的 7 例男孩和 3 例女孩平均年龄为 12.7 岁（8~14 岁）。表 3.1 汇总了患者的数据。根据传感器传回的数据，矫正器平均佩戴时间为每天 16 小时，并且在整个研究过程中逐渐增加。没有患者出现心电图改变或有任何心源性症状。佩戴外部矫正器也没有造成永久性皮肤损伤或变色。1 例患者出现了轻度的皮肤红斑，但调整支架的位置后得以改善。装置植入或长期使用过

程中未出现感染，但有 3 例患者在拆除植入物后发生了术后创口感染，其中 1 例需要住院接受静脉抗生素输注治疗，因怀疑发生了骨髓炎，就进行了创面探查，但最终结果排除了该诊断。1 例患者在设备植入 16 个月后出现心包积液，需要紧急进行心包穿刺术。经过全面检查后发现，影像学、超声心动图、血液和皮肤检查的结果都未显示与植入磁体存在关联，因此继续保留磁体。此后没有出现复发性积液，经专家评估认为，该积液可能是由病毒性感染造成的。

在 3 例患者中，每个月常规 X 线检查显示固定钛板和螺丝之间的焊接点处出现装置破裂。患者没有症状，均未发现装置移位。出于安全考虑，所有患者所佩戴的装置立即通过门诊手术移除。由于该设备故障，1 例受试者提前退出研究，但选择继续接受治疗（受试者 S0008，于表 3.1 中标记）。另外对 3 例患者进行了 2 次门诊手术，1 例是适度松开过度拧紧的植入体，以缓解造成的持续疼痛；2 例为重新连接或更换装置，原因是植入过程中两组件间出现错位后脱离情况。总共对 5 例患者进行了 6 次再手术。

概念验证

在试验中一个令人惊讶的发现是，难以准确地评估出漏斗胸的严重程度。应用治疗前后的 CT 扫描影像做对比，显示 PSI 无显著变化。然而，在整个研究过程中，无论是 CT 扫描还是胸部 X 线检查，都不具备可重复性，这主要是受患者体位和呼吸周期的影响，以及植入磁体对 CT 图像的散射影响。此外，所有参与研究的患者都处在青春期前，而大多数漏斗胸患者的 PSI 在青春期内会伴随生长发育的加速而急剧恶化，况且目前没有可靠的对照组数据来比较 3MP 组患者的恶化程度，因此我们无法了解 3MP 能否防止或减轻青春期发育突增期间的漏斗胸

表 3.1　10 例入组患者每 24 小时平均依从性及治疗前后 PSI 的改善情况

编号	植入时年龄（岁）	性别	随访时间（月）	平均依从性（%）	入组时 PSI	最终 PSI	改善率（%）
S0001	14	男	18	48.8	4.3	3.48	78.1
S0002	14	男	17	86.2	3.71	3.55	34.8
S0003	14	女	20	60.5	3.6	4.24	−182.9
S0004	12	女	17	72.9	6.1	6.37	−9.5
S0005	11	男	25	61.2	3.96	3.01	133.8
S0006	8	女	16	71.1	4.19	3.66	56.4
S0007	12	男	19	67.6	7.3	8.12	−20.2
S0008[a]	14	男	19	92	4.86	3.76	68.3
S0009	14	男	18	74.5	4.1	5	−105.9
S00010	14	男	19	65.6	5.66	7.65	−82.6

实现的理想矫正比为[(PSI 治疗前−PSI 目前)/(PSI 治疗前−PSI 阈值)]×100%，其中 PSI 阈值=3.25（将正常对照与漏斗胸患者人群区分开的临界值）。

[a] 由于早期出现设备故障，研究排除了 S0008 病例。

PSI，漏斗胸严重程度指数。

病情恶化。但结果显示青春期早期或中期患者获得较好的改善。主观上，患者在治疗后的调查中均填报"不确定"或"满意"的治疗效果，9 例患者中有 7 例会向其他人推荐该治疗方案。

装置临床适用性

在临床实践中首次使用该装置后，我们不断地对该装置进行优化和改进。首先，经过了 10 例患者的实践，才最终确定 Magnimplant 磁力板的植入方式。该装置设计为经由剑突——胸骨连接部一处 3cm 切口植入。电凝和钝性解剖将剑突与下胸骨分开，并在胸骨前后各游离出空间，进而为植入物创造一个"口袋"。为了将磁体连接到背板上，在胸骨上开一个孔是耗时且困难的，因此我们开发了一个冲压模具，可以快速有效地创造出一个孔（图 3.4A，B）。然而，试验过程中盲目引导后面的板，再通过小切口将其引导到胸骨后面正确的位置也是极具挑战性的。为了使这个步骤更加简单、省时，我们研发了

一种灵活的牵引导丝，可以将其连接到背板，穿过胸骨孔，将背板引导到正确的位置（图 3.4C~E）。拧下牵引导丝后，可以将胸骨前的磁力装置通过螺丝与胸骨后的背板妥善固定。整个实践过程中，伴随技术和仪器的不断改进，手术时间从 105 分钟缩减到 30 分钟。

在整个试验过程中，这个外部磁力装置也不断被完善，患者每个月复查提供的反馈意见促进了迭代产品设计和修改。从台式测试中，我们知道，最大化磁力的最佳配置是将 N55 钕-铁-硼稀土磁体置于钢制聚焦杯中。外部磁体需要尽可能靠近胸骨磁力装置，而不接触皮肤，以最大限度地向外拉。最初设计的 3 英寸外壳对于胸部发育的女孩而言太厚，因此我们将外壳直径缩小到了 1.5 英寸和 2 英寸。同时，我们还进一步优化了外壳设计，使患者能够自行调整磁拉力。磁体和装置外壳都是螺纹结合设计的，通过旋转"螺母"，可以使外部磁力调控器和胸部磁力装置彼此靠近或远离（图 3.5）。因此，如果患者因过度拉力而感到不适，可以自行调

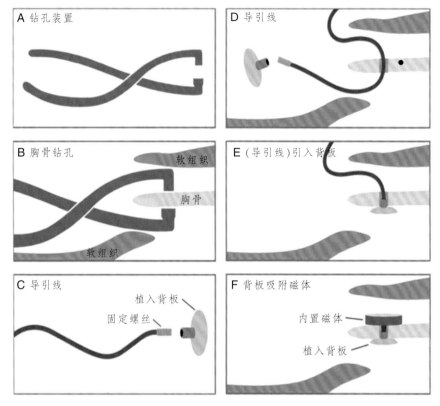

图 3.4　(A)胸骨钻孔装置。(B)胸骨钻头经剑突下切口置入。(C)连接植入物背板的导引线。(D)连接植入物背板的导引线穿过胸骨孔。(E)导引线协助固定植入物背板。(F)磁吸装置与背板相互连接,通过胸骨孔固定于胸骨前后面。

整以快速降低磁拉力。

性价比

我们比较了研究患者与在同一时期进行 Nuss 手术或 Ravitch 手术的患者的医疗费用,包括手术、麻醉和住院费用。不包括与实验研究有关的检查和操作的额外费用（如随访 CT 扫描、胸部 X 线检查和每个月门诊就诊费用）,并且这些费用并不属于该装置推广使用后的诊疗护理标准。3MP 的手术费用为 46 859 美元,只占同期我们机构标准 Nuss 手术或 Ravitch 手术(81 114 美元)的 58%[6]。

Ⅰ期临床试验结论

初步研究表明,磁场或施加在胸骨上的磁拉力对心脏功能、伤口修复、骨和软骨的稳定性均没有显著的不良影响。在整个研究过程中,通过装置的设计和操作技术的显著改进,植入过程更加容易和快速,并且外部支架更加舒适和有效。出现的 3 次装置破裂和 2 次连接错位均得到妥善处理,且相关经验也推动了产品的优化升级,以期避免发生类似情况。

尽管在此次试验期间,难以定量评估漏斗胸的严重程度,但仍旧发现,年龄相对小的患者(8~12 岁)使用本装置能获得初步显著的改善,这可能是由于该年龄段患者胸壁顺应性更好,其肋软骨尚未骨化。然而,如果在青春期生长发育突增之前终止治疗,疗效可能会逆转,因为在此期间漏斗胸的严重程度会显著加剧。装置的佩戴时间越长,漏斗

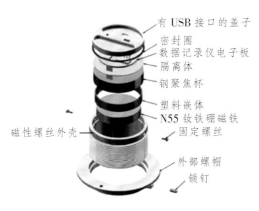

有 USB 接口的盖子
密封圈
数据记录仪电子板
隔离体
钢聚焦杯
塑料嵌体
N55 钕铁硼磁铁
固定螺丝
磁性螺丝外壳
外部螺帽
锁钉

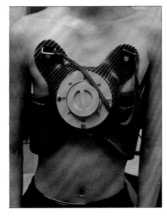

图 3.5　用于外部磁体的可调节外壳的磁力装置，然后将其接入定制的胸壁支架。

胸畸形也能得到更快矫正。因此，该试验确定了最适合接受此治疗的患者人群，并认为治疗时间如果能超过之前规定的 18 个月可能获得更好的效果[7,6]。

Ⅱ 期临床试验

从试验中吸取的经验教训，被用于补充初步试验数据，并且目前正在对 15 例其他方面体健的漏斗胸患者进行Ⅱ期试验，该项目由 FDA OOPD 资助。Ⅱ期试验相较Ⅰ期试验进行了几项重要的修改，并从中总结了一些经验。首先，FDA OOPD 将治疗期从原来的 18 个月延长至 24 个月。其次，对 Magnimplant 装置进行了重新设计，以消除原有的螺纹耦合系统故障。取而代之的是，金属钛包裹的前置磁吸装置通过钛缆与胸骨后钛板连接，固定在胸骨上(图 3.6)。通过这种改进，手术切口更小，装置拆卸更为简化。外部磁力调控器保留了在第一次试验中的功能，包括患者自主掌握的磁力强度调节装置，以及用于记录装置佩戴频率和时间的传感器。最后，为了进一步评估骨龄对疗效的影响，所有患者在治疗前都接受了腕部 X 线检查，以确定骨龄。该试验目前正在进行中。

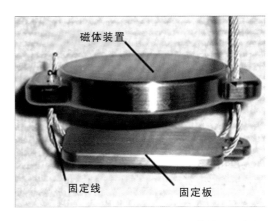

磁体装置

固定线　　　　　　　　　固定板

图 3.6　重新设计用于Ⅱ期试验的磁体装置。新的设计消除了Ⅰ期试验中出现问题的螺纹耦合系统和焊接部件。

结论

对漏斗胸患者而言，3MP 可以在胸骨上施加柔和而持久的作用力，以缓慢重塑畸形的肋软骨。这种方法在矫正胸骨畸形的同时，没有 Nuss 手术和 Ravitch 手术那样明显的疼痛，并且住院时间短。我们记录了装置设计、研发的过程，以及初步验证可行性和安全性的试验模拟结果。共有 10 例受试者参与的Ⅰ期试验证明了装置植入和治疗的安全性。疗效结果要区分来看，对于青春期以前的患者，其胸壁顺应性好，治疗效果更显著。初次试验结果也推进了技术革新，改变了设计形式，对植入物和外部支架都做出了更好的改进。目前正使用改进装置对 15 例患者进行多中心试验。

（肖飞 郝杨 译）

参考文献

1. Boia SE, Susan-Resigna R, Raicov PC, et al. Determination of the mechanical requirements for progressive correction system of pectus excavatum in children. J Laparoendosc Adv Surg Tech. 2005;15(5):478–81.

2. Chakeres DW, Kangarlu A, Boudaoulas H, et al. Effect of static magnetic field exposure of up to 8 Tesla on sequential human vital sign measurements. J Magn Reson Imaging. 2003;18(3):346–52.

3. Tenforde TS. Magnetically induced fields and currents in the circulatory system. Prog Biophys Mol Biol. 2005;87(2-3):279–88.

4. Kahn CM, Line S. The Merck veterinary manual. 9th ed. Hoboken: Wiley; 2005.

5. Harrison MR, Estefan-Ventura D, Fechter R, et al. Magnetic mini-mover procedure for pectus excavatum I: development, design, and simulations for feasibility and safety. J Pediatr Surg. 2007;42:81–5.

6. Harrison MR, Gonzales K, Bratton B, et al. Magnetic mini-mover procedure for pectus excavatum III: safety and efficacy in a Food and Drug Administration-sponsored trial. J Pediatr Surg. 2012;47:154–9.

7. Harrison MR, Curran PF, Jamshidi R, et al. Magnetic mini-mover procedure for pectus excavatum II: initial findings of a Food and Drug Administration-sponsored trial. J Pediatr Surg. 2010;45:185–91.

第 4 章

鸡胸

Yuen Julia Chen，Shinjiro Hirose

概述

鸡胸，又称"船形胸"或"鸽胸"，是一种先天性胸壁疾病，其特征表现是胸壁的前凸畸形。鸡胸的发病率在新生儿中的占比约为 0.06%，其中男女比例为 4:1[1,2]。在儿童常见的胸壁畸形中，它的发病率是漏斗胸的 1/6~1/5[3,4]，仅次于漏斗胸[5]。

根据胸骨的解剖位置和移位程度，鸡胸可大致被分为 4 类[6]。最常见的类型是对称性软骨胸骨体畸形，其特征表现为胸骨体的对称前突和下肋软骨的突出[7]。这种畸形在儿童鸡胸中的占比高达 95%[8,9]。其身体外观就像一只巨手将胸前部抓起。第二种常见的类型是非对称软骨胸骨体畸形，一侧表现为正常软骨，另一侧肋软骨前移。第三种类型是鸡胸和漏斗胸混合畸形，表现为突起和凹陷同时出现，导致一侧凸起畸形，另一侧凹陷畸形，常有胸骨旋转。最后一种类型是软骨胸骨柄畸形，极为少见，有时被称为 Currarino Silverman 综合征[10]。其特征表现为胸上部的胸骨柄、第 2 及第 3 肋软骨向前突出，胸骨体保持相对凹陷。胸骨常因胸骨缝缺失或过早闭塞而缩短[10]。

历史性回顾

鸡胸自古就已存在。根据希波克拉底记载，鸡胸患者胸部狭窄尖锐，会出现气促、声嘶的症状[9]。

1952 年，Ravitch 首次对一例伴有心脏症状的软骨胸骨体畸形患者进行手术[11]，随后又于 1960 年成功治疗了另外两例软骨胸骨柄畸形患者。他在初始报告中写道，鸡胸是一种罕见的胸骨畸形，伴有心脏症状。他在一个或两个节段切除变形的肋软骨，并放置缝合线，以缩短并后置肋软骨膜[12]。大约在同一时期，Lester 采取了一种更为冒险的手术方法，他不仅进行了肋软骨骨膜下切除，还切除了相应的胸骨部分[13]。1963 年，Robicsek 成功使用肋骨软骨膜下切除术、胸骨横向截骨术和切除突出的下段胸骨来治疗这种畸形[14]。

病理生理学

鸡胸的病因尚不清楚，但高达 30% 的患者有家族遗传史，这表明该病可能存在强大的遗传因素[1]。大概有 15% 患结缔组织病的鸡胸患者极可能出现脊柱侧弯和其他脊柱畸形[5,15]。鸡胸也与一些先天性心脏病,如马方综合征、努南综合征和一些其他结缔组织疾病相关。其确切的遗传关系尚待确定,然而有报道称Ⅱ型胶原(COL2A1)基因的突变与鸡胸相关[16]。

鸡胸和漏斗胸可能都是由软骨生长紊乱造成的。一个平面内的快速生长会使胸骨向前移位,导致凸起畸形,而对立平面内的生长则会导致胸骨向后移位,从而导致凹陷畸形[17]。Park 等[18]使用CT三维重建评估了26例对称性鸡胸患者,并与匹配的对照组进行了比较。其结果表明,鸡胸患者的肋软骨长度明显更长,这佐证了肋软骨过度生长导致鸡胸畸形的观点。

临床特征

鸡胸患者在刚出生时症状不明显,然而,它在儿童时期快速发展,在青少年早期临床特征变得明显。与肋软骨胸骨体畸形不同,软骨胸骨柄畸形在出生时更为常见。

诊断鸡胸应基于临床表现,其最常见的症状是身体形象问题和心理社会问题。与治疗漏斗胸患者类似,这些身体形象问题应受到重视并被积极评估,因为这些问题与患者显著下降的生活质量[19]紧密相关。临床症状明显的患者通常表现出运动性呼吸困难、运动受限、频繁呼吸道感染和胸部不适或疼痛等症状[3]。呼吸道症状可能是由于胸壁固定时引起通气受阻,以及残余肺容量增加[4]。值得注意的是,软骨胸骨柄畸形患者与先天性心脏病也有关。据报道,18%的儿童胸骨融合明显异常,伴有先天性心脏病[20]。

临床评估

多数鸡胸患者能够通过临床检查确诊。详细的病史和身体状况评价有助于进一步检查,但这一点很容易被忽略。如果没有出现全球范围内的疾病特征,那么也不需要进行遗传研究。一些人支持使用常规CT扫描进行术前评估和规划[21],然而,另一些人主张使用普通X线片进行评估[5]。患者一般不需要进行额外的检查,然而,伴有心肺症状的患者可能需要肺功能检查(PFT)和全面的心脏检查。

管理

多数鸡胸患者不需要手术治疗。进行外科手术的适应证主要有疼痛、呼吸道症状、损伤、与身体形象相关的心理社会问题,以及非手术治疗的失败。手术治疗通常在青春期结束后进行,因为在青春期前进行手术的患者复发的概率很高。

手术治疗

鸡胸的手术方式主要为用于治疗漏斗胸的开放式改良 Ravitch 手术。通过软骨下复位切除所有异常软骨,使胸骨恢复到正常位置。成功修复的关键是识别并切除所有异常软骨,因为任何异常软骨切除不尽都可能导致病情复发[1]。

对不同类型的鸡胸患者应采取不同的手术方式。对于软骨胸骨体畸形患者,采取单截骨术或双截骨术可修复胸骨后板畸形。对于混合性畸形患者,通常需要在胸骨前板进行楔形截骨术,以矫正胸骨斜位,截骨术闭合后再抬高胸骨并旋转到正确位置。在软骨胸骨柄畸形患者中,需要在胸骨前板的最大突出点进行楔形截骨术。截骨术闭合后,向前移动胸骨下段,旋转胸骨柄至正常位置[2](图4.1)。如果条件允许,使用麦氏网和支架也可以支撑胸骨[9,22]。因此,对原有手术的改进包括减少软骨切除、减少胸骨板解剖范围,以及使用术后支具[23,24]。

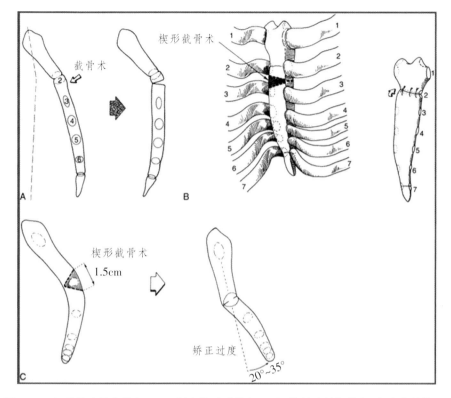

图 4.1　(A)软骨胸骨体修复。(B)混合性畸形修复。(C)软骨胸骨柄修复(来自胸骨体)[2]。

使用改良 Ravitch 手术治疗鸡胸效果佳,术后患者满意度高[25],并发症最少。并发症主要有血清肿、伤口感染、胸腔积液、气胸和局部组织坏死[1,26]。据报道,术后复发率仅为 1.8%~5.5%[23,24,27]。多数学者主张在青春期后进行手术,以降低复发率[28]。

1997 年,Kobayashi 等首次提出了治疗鸡胸的微创手术,此手术通过皮下内镜进行多个切口穿刺,以切除软骨[29]。文献中还记载了其他方法,如通过胸壁皮下注气或胸腔镜,协助切除肋骨[30,31]。这些新型微创手术通常需要建立手术空间来切除肋骨,然而它们尚未普及。

2009 年,Abramson 等提出了一种不需要切除软骨就可以治疗鸡胸的新手术,首先将弯曲的钢条插入皮下,再使用固定板和骨膜下钢丝将钢条固定在侧肋上。通过钢条对前胸壁手动施加压力,直到恢复至正常的解剖结构。在最初的 40 例患者中,约 50%的患者对治疗效果都非常满意。据报道,该手术的并发症主要有气胸插管、皮肤黏附钢条、血清肿、钢条断裂、持续疼痛和伤口感染。根据初始数据,胸壁更有弹性的年轻患者可获得最佳治疗效果[32]。同样值得注意的是,这种借助钢条的手术不太适用于治疗软骨胸骨柄畸形患者,因为患者胸壁的最大突出点过于靠上,而且胸壁顺应性有限。

非手术治疗

1992 年, 巴西学者首次提出利用矫正支架来治疗鸡胸[33],主要通过支架对畸形部位持续施加直接压力和反压力,从而长期修复肋软骨。这种方法治疗胸壁顺应性高的患者效果显著,因此最适合 10~15 岁的患者[34]。自 1992 年首次提出, 此方法可以彻底解决65%~80%的鸡胸问题,尽管后续各种支具和治疗方案在不断地改进、更新[15,35-39]。

无论选择什么支架类型和治疗方案,手术成功的关键在于患者是否配合,因此,最近许多研究主要集中在研发更舒适、易于隐蔽和可追踪使用的支架[40-43]。支架矫正后,患者满意度高,疗效好[44]。取出支架后的疾病复发率为5%~15%[34,35]。其并发症通常比较轻微,主要有皮肤变差、背痛和血肿等。值得注意的是,此前也有因过度矫正导致医源性胸壁凹陷的报道[45],因此对这些患者需要密切随访。许多医疗中心首选支架矫正来治疗软骨胸骨体畸形患者[46]。

(郭永庆 马善旻 译)

参考文献

1. Shamberger RC, Welch KJ. Surgical correction of pectus carinatum. J Pediatr Surg. 1987;22(1):48–53.
2. Kelly Jr RE, Shamberger RC. Chapter 62—congenital chest wall deformities. In: Coran AG, editor. Pediatric surgery. 7th edn. Philadelphia: Mosby; 2012.p.779–808.http://dx.doi.org/10.1016/B978-0-323-07255-7.00062-3
3. Fonkalsrud EW. Pectus carinatum: the undertreated chest malformation. Asian J Surg. 2003;26(4):189–92. doi:10.1016/S1015-9584(09)60300-6.
4. Lopushinsky SR, Fecteau AH. Pectus deformities: a review of open surgery in the modern era. Semin Pediatr Surg. 2008;17(3):201–8. http://dx.doi.org/10.1053/j.sempedsurg.2008.03.009
5. Desmarais TJ, Keller MS. Pectus carinatum. Curr Opin Pediatr. 2013;25(3):375–81. doi:10.1097/MOP.0b013e3283604088.
6. Papadakis K, Shamberger RC. Congenital chest wall deformities. In: Sellke FW, Del Nido PJ, Swanson SJ, editors. Sabiston & Spencer surgery of the chest. 9th ed. Philadelphia: Elsevier; 2016. p. 399–429.
7. Brodkin HA. Congenital chondrosternal prominence (pigeon breast) a new interpretation. Pediatrics. 1949;3(3):286–95.
8. Robicsek F, Cook JW, Daugherty HK, Selle JG. Pectus carinatum. Coll Works Cardiopulm Dis. 1979;22:65–78.
9. Welch KJ, Vos A. Surgical correction of pectus carinatum (pigeon breast). J Pediatr Surg. 1973;8(5):659–67.
10. Currarino G, Silverman FN. Premature obliteration of the sternal sutures and pigeon-breast deformity. Radiology. 1958;70(4):532–40. doi:10.1148/70.4.532.
11. Ravitch MM. Unusual sternal deformity with cardiac symptoms operative correction. J Thorac Surg. 1952;23(2):138–44.
12. Ravitch MM. Operative correction of pectus carinatum (pigeon breast). Ann Surg. 1960;151(5):705–14.
13. Lester CW. Pigeon breast (pectus carinatum) and other protrusion deformities of the chest of developmental origin. Ann Surg. 1953;137(4):482–9.
14. Robicsek F, Sanger PW, Taylor FH, Thomas MJ. The surgical treatment of chondro-sternal prominence (pectus carinatum). Coll Works Cardiopulm Dis. 1963;66:469–80.
15. Frey AS, Garcia VF, Brown RL, Inge TH, Ryckman FC, Cohen AP, Durrett G, Azizkhan RG. Nonoperative management of pectus carinatum. J Pediatr Surg. 2006;41(1):40–5. http://dx.doi.org/10.1016/j.jpedsurg.2005.10.076
16. Tiller GE, Polumbo PA, Weis MA, Bogaert R, Lachman RS, Cohn DH, Rimoin DL, Eyre DR. Dominant mutations in the type II collagen gene, COL2A1, produce spondyloepimetaphyseal dysplasia, Strudwick type. Nat Genet. 1995;11(1):87–9. doi:10.1038/ng0995-87.
17. Sultan I, Yang S. Congenital chest wall anomalies. Johns Hopkins textbook of cardiothoracic surgery. 2nd ed. New York: McGraw-Hill; 2014.
18. Park CH, Kim TH, Haam SJ, Lee S. Does overgrowth of costal cartilage cause pectus carinatum? A three-dimensional computed tomography evaluation of rib length and costal cartilage length in patients with asymmetric pectus carinatum. Interact Cardiovasc Thorac Surg. 2013;17(5):757–63. doi:10.1093/icvts/ivt321.
19. Steinmann C, Krille S, Mueller A, Weber P, Reingruber B, Martin A. Pectus excavatum and pectus carinatum patients suffer from lower quality of life and impaired body image: a control group comparison of psychological characteristics prior to surgical correction. Eur J Cardiothorac Surg. 2011;40(5):1138–45. doi:10.1016/j.ejcts.2011.02.019.
20. Lees RF, Caldicott JH. Sternal anomalies and congenital heart disease. Am J Roentgenol Radium Ther Nucl Med. 1975;124(3):423–7.
21. Colombani PM. Preoperative assessment of chest wall deformities. Semin Thorac Cardiovasc Surg. 2009; 21(1):58–63. doi:10.1053/j.semtcvs.2009.04.003.
22. Robicsek F, Cook JW, Daugherty HK, Selle JG. Pectus carinatum. J Thorac Cardiovasc Surg. 1979;78(1):52–61.
23. Fonkalsrud EW. Surgical correction of pectus carinatum: lessons learned from 260 patients. J Pediatr Surg. 2008;43(7):1235–43. doi:10.1016/j.jpedsurg.2008.02.007.
24. Del Frari B, Schwabegger AH. Ten-year experience with the muscle split technique, bioabsorbable plates, and postoperative bracing for correction of pectus carinatum: the Innsbruck protocol. J Thorac Cardiovasc Surg. 2011;141(6):1403–9. doi:10.1016/j.jtcvs.2011.02.026.
25. Knudsen MV, Grosen K, Pilegaard HK, Laustsen S. Surgical correction of pectus carinatum improves perceived body image, mental health and self-esteem. J Pediatr Surg. 2015;50(9):1472–6. doi:10.1016/j.jpedsurg.2014.11.048.
26. Fonkalsrud EW, Beanes S. Surgical management of pectus carinatum: 30 years' experience. World J Surg. 2001;25(7):898–903.
27. Saxena AK, Willital GH. Surgical repair of pectus carinatum. Int Surg. 1999;84(4):326–30.
28. Colombani PM. Recurrent chest wall anomalies. Semin Pediatr Surg. 2003;12(2):94–9.
29. Kobayashi S, Yoza S, Komuro Y, Sakai Y, Ohmori

K. Correction of pectus excavatum and pectus carinatum assisted by the endoscope. Plast Reconstr Surg. 1997;99(4):1037–45.

30. Schaarschmidt K, Kolberg-Schwerdt A, Lempe M, Schlesinger F. New endoscopic minimal access pectus carinatum repair using subpectoral carbon dioxide. Ann Thorac Surg. 2006;81(3):1099–103. doi:10.1016/j.athoracsur.2005.10.042.

31. Kim S, Idowu O. Minimally invasive thoracoscopic repair of unilateral pectus carinatum. J Pediatr Surg. 2009;44(2):471–74. http://dx.doi.org/10.1016/j.jpedsurg.2008.09.020

32. Abramson H, D'Agostino J, Wuscovi S. A 5-year experience with a minimally invasive technique for pectus carinatum repair. J Pediatr Surg. 2009;44(1):118–23. doi:10.1016/j.jpedsurg.2008.10.020. Discussion 123–14.

33. Haje SA, Bowen JR. Preliminary results of orthotic treatment of pectus deformities in children and adolescents. J Pediatr Orthop. 1992;12(6):795–800.

34. Martinez-Ferro M, Fraire C, Bernard S. Dynamic compression system for the correction of pectus carinatum. Semin Pediatr Surg. 2008;17(3):194–200. doi:10.1053/j.sempedsurg.2008.03.008.

35. Lee SY, Lee SJ, Jeon CW, Lee CS, Lee KR. Effect of the compressive brace in pectus carinatum. Eur J Cardiothorac Surg. 2008;34(1):146–9. doi:10.1016/j.ejcts.2008.04.012.

36. Stephenson JT, Du Bois J. Compressive orthotic bracing in the treatment of pectus carinatum: the use of radiographic markers to predict success. J Pediatr Surg. 2008;43(10):1776–80. doi:10.1016/j.jpedsurg.2008.03.049.

37. Egan JC, DuBois JJ, Morphy M, Samples TL, Lindell B. Compressive orthotics in the treatment of asymmetric pectus carinatum: a preliminary report with an objective radiographic marker. J Pediatr Surg. 2000;35(8):1183–6.

38. Banever GT, Konefal SH, Gettens K, Moriarty KP. Nonoperative correction of pectus carinatum with orthotic bracing. J Laparoendosc Adv Surg Tech A. 2006;16(2):164–7. doi:10.1089/lap.2006.16.164.

39. Sesia SB, Holland-Cunz S, Hacker FM. Dynamic compression system: an effective nonoperative treatment for pectus carinatum: a single center experience in Basel, Switzerland. Eur J Pediatr Surg. 2016. doi:10.1055/s-0035-1570758.

40. Wong KE, Gorton 3rd GE, Tashjian DB, Tirabassi MV, Moriarty KP. Evaluation of the treatment of pectus carinatum with compressive orthotic bracing using three dimensional body scans. J Pediatr Surg. 2014;49(6):924–7. http://dx.doi.org/10.1016/j.jpedsurg.2014.01.024

41. Kravarusic D, Dicken BJ, Dewar R, Harder J, Poncet P, Schneider M, Sigalet DL. The Calgary protocol for bracing of pectus carinatum: a preliminary report. J Pediatr Surg. 2006;41(5):923–6. doi:10.1016/j.jpedsurg.2006.01.058.

42. Lee RT, Moorman S, Schneider M, Sigalet DL. Bracing is an effective therapy for pectus carinatum: interim results. J Pediatr Surg. 2013;48(1):184–90. doi:10.1016/j.jpedsurg.2012.10.037.

43. Harrison B, Stern L, Chung P, Etemadi M, Kwiat D, Roy S, Harrison MR, Martinez-Ferro M. MyPectus: first-in-human pilot study of remote compliance monitoring of teens using dynamic compression bracing to correct pectus carinatum. J Pediatr Surg. 2015;51(4):608–11. doi:10.1016/j.jpedsurg.2015.11.007.

44. Colozza S, Butter A. Bracing in pediatric patients with pectus carinatum is effective and improves quality of life. J Pediatr Surg. 2013;48(5):1055–9. doi:10.1016/j.jpedsurg.2013.02.028.

45. Haje SA, Haje DP. Overcorrection during treatment of pectus deformities with DCC orthoses: experience in 17 cases. Int Orthop. 2006;30(4):262–7. doi:10.1007/s00264-005-0060-0.

46. APSA Practice Committee. Pectus carinatum guidelines. American Pediatric Surgical Association; 2012

第 5 章

胸壁手术的麻醉注意事项

Rajvinder S. Dhamrait，Sundeep S. Tumber

本章将讨论胸壁手术患者的麻醉注意事项。其主要包括术前注意事项、术中管理和术后问题(包括止疼)。

概述

胸壁保护胸腔及纵隔器官,并为肺提供一个支撑结构。胸壁病变多种多样,修复这些病变可能是为了美容,或是为了防止心肺恶化。有些病变是儿童特有的,而有些也见于成人(表 5.1) [1]。

对于儿童患者,在任何手术前均须行体格检查及患处放射学检查。确认和评估病变可以使用超声、CT 和 MRI 等,而完成这些检查可能需要麻醉患者。因此,患者的鉴定和后续管理需要多学科人员的紧密合作,如麻醉医生、外科医生、重症监护人员和保健医生,才能确保手术成功。

麻醉管理

术前评估

儿童患者在麻醉诱导前需要进行全面评估。麻醉前访视可以对患儿进行全面的风险评估,并帮助制订麻醉计划。在条件允许

和必需的情况下,应复查心电图(ECG)、超声心动图和肺功能检查结果。明确患儿心肺功能障碍的程度, 并在术前对患者进行优化,同时确定是否需要输血,并配备血液制品。上述术前评估在手术当天或术前几天在专科门诊完成即可。患者在专科门诊和麻醉前门诊评估后,可以减少医疗费用、降低手术取消率,以及提高护理质量,并改善医患关系[2]。增加全麻患者风险的情况主要有睡眠呼吸障碍、糖尿病、肥胖,以及近期疾病或并发疾病,尤其是上呼吸道感染(URI)[3]。

术前用药

超过 60% 的儿童患者会出现术前焦虑,如亲子分离困难、麻醉诱导时应激反应、疼痛加重、苏醒期谵妄,以及术后持续 1 周的心理和认知障碍[4,5]。幼儿在 8 个月左右开始出现分离焦虑。保健医生及儿童生活专科医生的参与可减少抗焦虑药的使用, 但多数 8 个月至 6 岁大的儿童仍会接受抗焦虑药物治疗。但患有严重心脏病、呼吸或神经系统疾病的儿童不可使用抗焦虑药物。常用给药途径有口服(PO)、肌内注射(IM)或经黏膜(鼻、口腔)给药,而选择哪种途径由药物剂量和给药时间决定 [6]。如果术前静脉注射(IV)评估安全,也可以通过此途径给药。

表 5.1　小儿胸壁病变的分类

1.先天性异常
 (1)肋软骨突出
 (2)漏斗胸
 (3)鸡胸
2.感染
 (1)细菌性
 (2)真菌性
3.自身免疫性
 慢性复发性多因素骨髓炎(CRMO)
4.肿瘤
 (1)软组织肿瘤
  ● 良性
  - 婴儿血管瘤
  - 婴儿纤维错构瘤
  - 炎症性肌成纤维细胞假瘤
  ● 恶性
  - 横纹肌肉瘤
  - 周围神经鞘肿瘤
  - 胸膜肺母细胞瘤
 (2)骨肿瘤
  ● 良性
  - 骨样骨瘤
  - 骨软骨瘤
  - 纤维发育不良
  - 间充质错构瘤
  ● 恶性
  - 尤因肉瘤
  - 骨肉瘤
 (3)转移性肿瘤
5.创伤
 (1)意外创伤
 (2)非意外创伤

Baez JC，Lee EY，Restrepo R et al.（2013）[1]

苯二氮䓬类药物，特别是咪达唑仑，主要用于镇静、遗忘和抗焦虑，可口服、鼻内或肌内注射给药。这种药效果好且作用时间短，但对部分儿童可能会产生副作用[4]。而且

它味道难闻，最大剂量通常为 20mg。

另一种常用药是氯胺酮，可单独使用，也可与咪达唑仑一起使用。病情较重的患者可在术前口服这两种药物。氯胺酮是 N-甲基-d-天冬氨酸(NMDA)受体拮抗剂，可在镇静和镇痛的条件下实现分离麻醉。但这种药也有副作用，如唾液增多、出现幻觉和术后心理障碍[7]。

α_2-肾上腺素受体激动剂，如可乐定和右美托咪定具有目前术前用药的所有功能，也不会引起呼吸抑制。2014 年，一项 Meta 分析比较了右美托咪定与其他药物。在 171 项研究中，11 项药物对比研究发现，相较于咪达唑仑，右美托咪定的术前镇静作用和术后止痛作用更好[8]。

术前用药还有吸入支气管扩张剂，这主要用于有反应性气道疾病史或近期有上呼吸道感染的患者[9]。

监护

麻醉诱导前需对患者进行 ECG、脉搏血氧饱和度和无创血压(NIBP)监测。如果患者出现心肺功能障碍，可以使用更复杂的监护仪。近红外光谱(NIRS)是一种吸收光谱法，用于测量脑和躯体区域性氧饱和度(rSO_2)。具体而言，它测量静脉和动脉血中的饱和度，表示血液和组织的平均饱和度。受氧气输送和氧气消耗的影响，rSO_2 低于基线值 20%或其绝对值低于 40%与脑电图电位减慢和神经损伤有关。它提供的趋势监测，可用于评估麻醉程度[10]。根据需要可进行有创血压监测。

术中麻醉注意事项

麻醉时，选择吸入诱导还是静脉诱导应视患者的情况而定。对于没有静脉通路的患儿，七氟烷(一种高度氟化的甲基异丙基醚)与不同比例的氧气或空气混合吸入诱导更

加便捷。麻醉诱导后,尽快放置静脉留置针。随后,通过增加静脉给药剂量以延长麻醉时间。对于其他患儿,在清醒时置入留置针更理想。七氟烷会引起轻微的心肌抑制或心律失常,但会降低全身血管阻力(SVR)。吸入标准浓度的药物通常不影响心率,但如果吸入过多,会出现心动过缓和通气不足。

氧化亚氮(N_2O)用于麻醉已有 150 年的历史,可降低吸入麻醉药的浓度。它是 NMDA 受体的拮抗剂,可以缓解术后慢性疼痛[11]。但 N_2O 能增大密闭的气体空间,因此,对气胸患者应避免使用这种麻醉药物。

静脉麻醉药,如氯胺酮、依托咪酯和丙泊酚,可用于麻醉诱导或辅助吸入麻醉诱导。每种药物都各有优缺点,但与吸入麻醉药相比,静脉麻醉药通常对代偿性缺氧性肺血管收缩(HPV)的抑制作用较小[12]。HPV 在肺部通气不足的区域转移血液,如侧卧位患者肺萎陷,再将血流转移到通气更好的区域,从而减少通气/血流比(V/Q)失衡。依托咪酯的血流动力学稳定,但可能会引起肾上腺抑制。丙泊酚可降低 SVR 和平均动脉压(MAP),常用于病情稳定的患者。氯胺酮通过刺激内源性儿茶酚胺的释放来升高血压,并提高心率和增加心输出量。氯氨酮不会影响 SVR,也不会增加儿童的肺血管阻力(PVR)。

右美托咪定是一种高选择性 α_2-肾上腺素受体激动剂,用于镇静、抗焦虑和镇痛,对呼吸道的影响极小。其对中枢 α_2A 和咪唑啉-1 受体的作用会使得从蓝斑流出的交感神经减少,从而导致心率和 SVR 降低,而外周血管中 α_2B-肾上腺素受体的刺激会增加原始 SVR。除降低心率和 SVR 外,这种药物还可通过房室结和窦房结减慢传导,用于抗心律失常。同时此药还可降低皮质醇、肾上腺素、去甲肾上腺素和葡萄糖水平。此药已成功用于手术后的早期气管拔管,可能还

有保护神经元的作用[13-15]。它还可以减少术后谵妄[16]。

阿片类药物血流动力学稳定,可辅佐麻醉诱导,缓解与手术引起的应激反应,并帮助患者镇痛。瑞芬太尼(一种起效快的阿片类药物)也是一种辅助药物,无论输注时间长短,其静脉输注即时半衰期均为 3~9 分钟。

气道管理一般有肌肉松弛和气管内插管。非去极化类竞争神经肌肉阻滞剂(NMB)用于肌肉松弛,并作用于乙酰胆碱(ACh)受体。选择氨基类固醇(罗库溴铵、维库溴铵)还是苄基异喹啉(顺阿曲库铵)由患者或麻醉医生决定。舒更葡糖钠于 2015 年 12 月进入美国市场,这是首个可逆转氨基类固醇作用的选择性肌松结合剂。舒更葡糖钠是一种 γ-环糊精,与氨基类固醇分子形成 1:1 的包合物,对乙酰胆碱酯酶浓度无影响。它与血浆中的游离氨基类固醇分子结合,促使 ACh 受体处的氨基类固醇解除结合,并移回血浆,再次结合[17]。尽管制造商不建议将此药用于儿童,但它已成功用于儿童患者的研究[18,19]。

胸内手术可能需要肺隔离和单肺通气(OLV)。胸壁手术中通常不需要单肺通气,因为定期气管插管和双侧肺通气的效果就已足够。根据胸壁病变的位置确定患者的体位,并备好适当压力点填充物。

胸廓畸形是最常见的胸壁畸形,好发于男性。漏斗胸在胸壁疾病中占比大,其治疗方式是在胸腔中插入金属棒或板,至胸骨和肋软骨深处(Nuss 手术)。这种辅以胸腔镜的微创手术主要用于美容和改善心肺功能,通常在青春期后进行,身体形象困扰和疾病复发率可降至最低[20]。在 Nuss 手术过程中,心律失常、肺受压和出血等问题要多加注意[20]。老年患者的疼痛往往更严重,治疗难度也更大。

胸壁手术结束后,气管深度拔除可避免患者咳嗽和劳损,降低发生皮下气肿的风

险,随后应在康复室进行直立胸部 X 线片检查,以排除气胸或血胸的可能[20]。

胸壁手术中的疼痛管理

胸壁手术的术后疼痛管理极具挑战性,通常需要采用多模式镇痛。呼吸和咳嗽过程中持续的胸壁运动及因手术造成的神经和肋骨破坏都会加剧疼痛。这可能损害肺功能,并引发呼吸系统障碍。因此,充分的术后镇痛利于深度咳嗽以清除分泌物,从而预防肺不张和肺炎[21,22]。

本节将讨论现有的药物和给药途径。其中药物可分为以下几种:

(1)阿片类镇痛。

(2)非阿片类镇痛。

(3)辅助镇痛药。

(4)局部镇痛。

(5)冷冻消融。

非药物辅助疗法也能缓解疼痛,它已成功用于儿童患者,因此,在适当的情况下也可采用这种疗法[23,24]。例如,催眠术和注册儿童生活专家,也能帮助患者缓解术后疼痛。

阿片类镇痛

阿片类药物是术后镇痛的主要手段。虽然这种药物镇痛效果好,但副作用很多。在胸外科手术中,阿片类镇痛对肺功能的副作用尤为显著。大剂量全身使用阿片类药物会引发过度镇静和呼吸抑制[23-25]。患者在接受全身和硬膜外阿片类药物治疗后,用力肺活量和呼气流量峰值均降低[26]。

多达 40%~95% 的患者服用阿片类药物后会出现便秘[27]。由于胃肠道的蠕动受到抑制,25% 的患者服用阿片类药物后会出现恶心和呕吐[28]。胃肠道出血通常与服用 NSAID 药物有关,也可能与服用阿片类药物有关,老年患者的出血率在服用这两种药物后大抵相当[29]。阿片类药物的其他副作用主要有术后

恢复障碍、认知障碍、尿潴留、瘙痒、性腺功能减退、痛觉过敏,以及药物耐受和依赖[30]。

镇痛不足会导致咳嗽加重、恢复减慢、行动延迟,以及住院时间延长[22]。全身性使用阿片类药物作为唯一的镇痛方式可能不足以缓解胸腔内或胸壁手术后的剧烈疼痛,因此,阿片类药物必须经常与其他非阿片类药物和治疗方式结合使用,以最大限度地减少副作用,同时提供充分的镇痛作用。

非阿片类镇痛

非甾体抗炎药(NSAID)可抑制环氧合酶(COX),减少组织损伤处的前列腺素,并减轻炎症反应。除了外周作用外,NSAID 还可阻断由谷氨酸和 P 物质介导的痛觉过敏反应而具有脊髓作用[31]。NSAID 的镇痛和阿片类药物的集约效应已证明可缓解肋间和硬膜外疼痛[32-34]。开胸手术前或术后静脉注射酮咯酸,可以使患者自控镇痛(PCA)的吗啡量分别减少 36% 和 17%,而失血量则无差异[35]。在 Nuss 手术中,对于接受胸膜硬膜外治疗的患者而言,酮咯酸可缓解暴发性疼痛[34]。NSAID 有助于减轻非切开性疼痛,如肩和胸部疼痛,而硬膜外阿片类药物难以缓解这种疼痛[36]。NSAID 可以减轻阿片类药物的副作用,如呼吸抑制、恶心和呕吐。NSAID 的副作用有支气管痉挛、急性肾衰竭,以及继发于血小板功能改变的手术出血量增加。

对乙酰氨基酚通过阻断中枢前列腺素的合成、减少 P 物质诱导的痛觉过敏、抑制脊髓的信号传导,以及作用于大麻素受体,从而发挥镇痛作用[37,38]。它可以口服、直肠或静脉内给药。骨科大手术后使用对乙酰氨基酚,可将吗啡用量减少 30% 以上[39]。与 NSAID 一样,患者在接受胸部硬膜外镇痛 48 小时内[36,40],预先和定期服用对乙酰氨基酚可减轻开胸术后的肩痛。开胸后,对乙酰氨基酚联合酮咯酸和胸部硬膜外麻醉使用,可减少

硬膜外药物的每日剂量，改善镇痛效果，并减少阿片类药物引起的不良反应[41]。在一项含有 21 项人体研究的分析中，纳入了 1900 例患者，其结果表明，对乙酰氨基酚联合 NSAID 缓解术后疼痛[42]，比单独使用对乙酰氨基酚或 NSAID 更有效。为了避免肝中毒，成人每日最大的对乙酰氨基酚剂量为 4000mg，儿童为 75mg/(kg·d)，新生儿应继续减少剂量[43,44]。

辅助镇痛药

辅助镇痛药物已被证明可以减少阿片类药物的用量和缓解围术期疼痛。一些辅助药物仅能由肠内途径给药，而其他药物可由静脉给药，并持续到术后。

氯胺酮

氯胺酮在前文中被描述为一种术前静脉麻醉药，它在亚麻醉剂量中也可镇痛。此药可防止阿片类药物诱导的痛觉过敏（OIH）和耐受性的加重，从而缓解术后疼痛和慢性疼痛[45]。OIH 是一种自相矛盾的反应，即患者在服用阿片类药物后，可能对某些疼痛刺激变得更加敏感。患者所经历的疼痛类型可能与潜在疼痛相同，也可能与原始潜在疼痛[46]不同。

氯胺酮用于全身麻醉时，通常采取静脉注射，剂量为 1~2mg/kg，用于操作时的镇静剂量为 0.5mg/kg。氯胺酮用于镇痛和抗痛觉过敏时，剂量通常较低，一般为 0.15~0.25mg/(kg·h)[45]。低剂量氯胺酮（亚麻醉）有少量副作用，如焦虑和幻觉（1%）、噩梦（2.5%）、视力障碍（6.2%）和"愉悦性梦"（18%）。减少其剂量和使用苯二氮䓬类药物可减轻副作用[45,47]。

Nuss 手术后，静脉注射低剂量氯胺酮[0.15mg/(kg·h)]、氢吗啡酮 PCA 及酮咯酸，能显著减少阿片类药物用量并缓解瘙痒，而且不加重副作用[48]。在一项类似的试验中，静脉注射低剂量氯胺酮和芬太尼 PCA，可有效缓解疼痛，减少芬太尼用量及降低恶心、呕吐的发生率[49]。进行连续胸腔硬膜外麻醉时，在注射罗哌卡因和吗啡的基础上，再静脉注射低剂量的氯胺酮，能明显减轻开胸患者的疼痛[50]。在接受肺叶切除术的开胸患者中[51]，PCA 吗啡若联合氯胺酮使用，去饱和度低于 90%，第 1 秒用力呼气量减少，吗啡消耗量降低。在 Cochrane 数据库中，一份含有 37 项随机对照试验的报告（2240 例参与者）指出，围术期亚麻醉剂量氯胺酮可减少抢救性镇痛药需求、缓解疼痛或两者兼有。因此，氯胺酮可减少 24 小时 PCA 吗啡用量和减轻术后恶心和呕吐，其不良反应轻微或无[52,53]。与阿片类药物不同，低剂量氯胺酮不会抑制呼吸。作为多模式镇痛方案的一部分，氯胺酮的优点主要有降低阿片类药物需求，减轻疼痛、恶心、呕吐及瘙痒。

α_2-肾上腺素受体激动剂

右美托咪定和可乐定是围术期治疗疼痛的有效辅助药物[54,55]。尽管有关胸壁和胸腔内手术的研究有限，但这两种药已在成人和儿童群体中进行了广泛的研究。它们都能用于镇静和镇痛，其中右美托咪定对 α_2-肾上腺素能受体的作用是后者的 9 倍。

右美托咪定在围术期中具有多种作用。如前所述，它可作为术前用药[8]，有效减少谵妄[16]。它已在无痛手术中用于镇静，在疼痛性手术中与其他药物联合使用。作为镇痛药，静脉输注后可以减少术后阿片类药物的用量，但单独使用时，此药不能有效缓解疼痛[56]。当辅助硬膜外镇痛时，此药可以延长局部麻醉效果、缓解疼痛并降低抢救性镇痛药需求[57]。此药已用于治疗阿片戒断综合征。虽可能出现心动过缓和低血压，并被限制其使用，但突然停止用药会导致反弹性高血压。

加巴喷丁类

加巴喷丁和普瑞巴林是治疗神经性疼痛的首选药物，但也可能治疗围术期的急性疼痛。两种药都通过与突触前电压依赖性钙通道的 $\alpha_2\delta_1$ 亚基结合而起作用。这些通道通常在中枢神经系统和脊髓背角中，激活通道可增加兴奋性神经递质的释放。因此，阻断这些通道就会减少释放。两种均为口服药物，其生物利用度与口服剂量成反比。5 岁以下的儿童需要增加 30% 的剂量才能达到合适的血浆浓度[58]。加巴喷丁在十二指肠中被吸收，而普瑞巴林在小肠的大部分区域被吸收。两种药都绕开肝脏，主要从肾脏排出。其副作用有镇静、头晕、精神错乱和共济失调。

研究显示，在成人胸外科中使用加巴喷丁，与安慰剂相比，术前单剂量药可能无法减少阿片类药物的总体使用量，术后持续用药 6 个月可能不会缓解疼痛和开胸术后疼痛[59,60]。

2010 年，Rusy 等研究了加巴喷丁在接受脊柱融合术儿童患者中的应用。研究小组术前单次给药剂量为 15mg/kg，并且每 8 小时给药 5mg/kg，持续 5 天。他们发现，与安慰剂相比，吗啡用量在术后当天和第 1 天较少，但之后并没有差异。阿片类药物的不良反应也无差异[61]。在多伦多一项对 36 例接受脊柱手术患儿的研究中，强调了加巴喷丁术后剂量的重要性，如果术前仅给予单次剂量，阿片类药物就没有统计学差异[62]。与此相反，Amani 等在接受扁桃体摘除术的患儿中使用了单剂量加巴喷丁，结果发现与丁哌卡因浸润和静脉注射哌替啶相比，该组的疼痛评分较低[63]。

镁

镁在临床中用于治疗电解质紊乱、拮抗钙，治疗妊娠高血压病和难治性支气管痉挛。它也被用于治疗扭转多形性室性心动过速。增加镁的剂量，可导致肌肉无力和心血管疾病，如低血压、心动过缓和心搏骤停。

作为 NMDA 受体的拮抗剂，它可以辅助阿片类药物的使用。在一项对 68 例接受择期开胸手术成年患者的研究中，术中初始剂量为 50mg/kg，随后，术中和术后 24 小时内的剂量为 500mg/h，可有效降低术中止痛需求和术后疼痛评分[64]。但它似乎不能降低与开胸手术相关的室上性心律失常的风险[65]。在一项对 50 例接受妇科手术成年患者的研究中，服用镁可减少术中肌肉松弛的需要，降低术后疼痛评分及阿片类药物的摄入量[66]。

在儿童患者中，镁已成功地用作硬膜外镇痛的辅助药物[67]，以及静脉注射辅助药物，以减轻脑瘫患儿进行骨科手术的疼痛，并减少阿片类药物的使用[68]。然而，2015 年的一项前瞻性研究发现，与成人患者不同，在扁桃体摘除术的儿童患者中使用镁没有益处[69]。尽管镁降低了扁桃体切除术后的咳嗽率，但镁并未降低喉痉挛的发生率[71]。

局部麻醉

硬膜外麻醉

胸腔手术后，会有相当剧烈的疼痛，肺功能受损严重。硬膜外麻醉被广泛认为是胸外科手术后镇痛的"金标准"。硬膜外镇痛可使肺活量和功能残气量恢复到接近术前水平，从而减轻疼痛，并改善肺功能[26,72]。与静脉注射阿片类药物相比，硬膜外局部麻醉剂通常与硬膜外阿片类药物联合使用，可有效控制疼痛、提前恢复下床活动、降低对阿片类药物的总体需求及发病率[25,26,72,73]。硬膜外阿片类药物通过与脊髓中的阿片类受体结合而发挥作用。吗啡、氢吗啡酮和芬太尼是最常用的硬膜外麻醉药物，通常以持续输注给药。亲水性阿片类药物，如吗啡和氢吗啡酮，弥散广泛，因此可以在胸椎或腰椎水平给药，以缓解胸椎手术的疼痛[25]。亲脂性阿片类药物，如芬太尼，在胸部比在腰椎使用时更有效，所需剂量更小[74]。硬膜外混合麻醉中最常用的局部麻醉药有丁哌卡因和罗哌卡因。罗哌卡因的疗效与丁哌卡因相似，它可降低中枢神经系统和心脏毒性，并减少运动阻滞。这可能有利于患者的活动和改善呼吸治疗[75,76]。

硬膜外置管的风险有感染、神经损伤、用药错误、低血压和心肺骤停[77]。据报道，硬膜外麻醉后呼吸抑制的发生率为 0.25%~0.40%，危险因素主要有年龄>70 岁、存在肺部疾病、胸段硬膜外麻醉、亲水性阿片类药物给药和同时给予全身性阿片类药物[78]。对所有接受硬膜外麻醉的患者停药后 24 小时内应监测是否有呼吸抑制。硬膜外麻醉的其他副作用有恶心、呕吐、瘙痒和尿潴留。输注 $1\mu g/(kg\cdot h)$ 的低剂量纳洛酮可减少阿片类药物的副作用，同时不会影响镇痛效果[79]。

并非所有患者都适合硬膜外置管。此前接受过脊柱手术或病态肥胖的患者，其解剖结构可能不适合硬膜外置管。患有凝血功能障碍、败血症或全身皮肤疾病的患者也可能被排除在外。硬膜外镇痛管理会影响麻醉资源，以调整滴定药物剂量和处理相关的副作用。

椎旁阻滞

椎旁间隙毗邻脊柱，包含胸椎神经及其分支，以及交感神经干。椎旁神经阻滞(PVB)可用于单侧躯干手术的同侧镇痛，双侧放置可缓解整个胸壁疼痛。与胸部硬膜外麻醉相比，PVB 可提供同等的镇痛作用，其副作用更少，可降低胸椎神经损伤的风险，且失败率更低[80-84]。超声引导可帮助确定椎旁间隙、针头和导管的位置，以及局麻药的扩散。局麻药沿脊柱扩散到横突前相邻的椎旁间隙，产生胸壁的多节段阻滞[85]。对于接受 Nuss 手术的小儿患者，双侧 PVB 与胸椎硬膜外镇痛相比，两者的阿片类药物消耗量和疼痛评分相当[86]。并发症主要有手术失败(6.1%)、血管意外穿刺(6.8%)、低血压(4%)、血肿(2.4%)、硬膜外或鞘内扩散(1%)、胸膜穿刺(0.8%)和气胸(0.5%)[87]。

皮下导管的放置

胸椎区镇痛可通过术中放置皮下导管，在切口下方或沿肋间神经进行局部麻醉来实现。ON-Q 镇痛系统 (I-Flow Corp; Lake Forest, California) 可应用于此。该系统由一个可容纳局麻药的弹性泵组成，并由一个通往浸泡软管的可调流量限制阀连接，以将局麻药连续输注到周围组织中。

ON-Q 镇痛系统作为术后多模式镇痛的一部分，已被证明可以减少麻醉药物的使用、缓解疼痛和减少接受正中胸切开术、开胸术和腹部手术患者的住院时间[88-91]。两项比较开胸手术患者术后使用 ON-Q 镇痛系统和胸腔硬膜外镇痛的研究显示，疼痛缓解效果和按需镇痛的需求相当[92,93]。Choudry 等最近的一项回顾性研究比较了在接受 Nuss 手术的儿童中，多模式镇痛方案中的胸壁持续注射罗哌卡因和胸部硬膜外放置导管的效果。与胸部硬膜外置管相比，持续皮下输注可以镇痛、减少恶心和呕吐、缩短手术时间及住院时间[91]。与胸部硬膜外放置相比，ON-Q 系统的优点有易于放置、减少剧烈疼痛，以及避免了前文讨论的胸部硬膜外置管的相关风险。

冷冻消融术

胸壁手术后的疼痛可持续数月。冷冻镇痛指在围术期冻结肋间神经，以减轻胸部切口疼痛。冷冻镇痛后感觉和运动功能丧失常持续 1~6 个月[94]。将切口处的肋间神经和上下两肋间神经冷冻到 -70~-50℃范围，时间持续 90~120 秒。冷冻后神经退行性变，术后神经从消融部位向胸骨方向再生[95,96]。采用"盲法"出现气胸的风险高达 7%[94]。为减少气胸的风险，该技术应在直视下，通过电视胸腔镜或超声辅助进行[97-99]（图 5.1）。胸腔镜的优点有使用现成仪器、直接可视化和精确放置冷冻探针[97]（图 5.2）。

　　冷冻镇痛作为一种疼痛管理技术于 20 世纪 70 年代中期首次被提出，但由于担心永久性肋间神经损伤导致慢性神经损伤的风险及其有效性，该技术的使用减少[100-103]。新的技术和方案可降低神经损伤的风险[103]。Moorjani 等随机选取 200 例接受开胸手术的患者，一组进行冷冻镇痛，一组使用肠外阿片类药物。冷冻镇痛组术后疼痛评分、阿片类药物使用减少、呼吸功能检查均有统计学意义。在同一项研究中，该小组麻醉了 6 只实验犬，并将其肋间神经暴露于不同时间的冷冻环境中。在 6 个月内，定期对神经进行活检和组织学检查。结果显示，所有神经均已完全恢复，恢复时间取决于冷冻时间[104]。

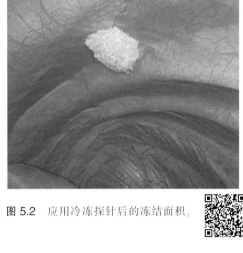

图 5.2　应用冷冻探针后的冻结面积。

在另一项纳入了 178 例肺癌患者的研究中，冷冻镇痛已证明有利于减轻肺叶切除术患者的疼痛、减少阿片类药物的使用并提供长期术后镇痛，且无任何神经痛[105]。随着设备、技术和方案的不断更新，冷冻镇痛已被证明是一种用于胸外科手术、安全、有效的长期镇痛方法[97,103-105]。

结论

- 胸壁病变多种多样。有些病变是儿童特有，而有些也见于成人。漏斗胸需要手术修复。修复原因可以是为了美容或防止心肺恶化。

- 全麻前，应对心肺功能进行术前评估并优化患者。有创或无创监测由术前状态决定。

- 行漏斗胸手术时，麻醉医生应做好应对心律失常、出血和肺受压等风险的准备。恢复期应拍摄直立位胸部 X 线片，以排除术后气胸。

- 镇痛方法多样。肠内和肠外镇痛应与局部麻醉技术联合使用。

- 硬膜外镇痛仍然是局部镇痛的"金

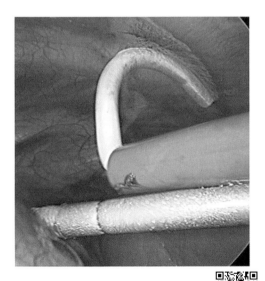

图 5.1　通过胸腔镜置入冷冻探针。

标准"。

- 越来越多的研究表明,适当放置皮下导管,同时输注局麻药,与硬膜外镇痛一样有效,并且没有硬膜外镇痛的相关风险。
- 冷冻消融术是指在围术期冻结肋间神经,以减少胸部切口疼痛。虽然永久性肋间神经损伤有导致慢性神经痛的风险,但新技术已证明这是胸壁手术后安全有效的长期镇痛方法。

致谢

Dhamrait 和 Tumber 均声明无利益冲突。已完成查重检查。

(林思芳 译)

参考文献

1. Baez JC, Lee EY, Restrepo R, Eisenberg RL. Chest wall lesions in children. AJR Am J Roentgenol. 2013;200(5):W402–19.
2. Gupta A, Gupta N. Setting up and functioning of a pre-anaesthetic clinic. Indian J Anaesth. 2010;54(6):504–7.
3. Tait AR, Malviya S. Anesthesia for the child with an upper respiratory tract infection: still a dilemma? Anesth Analg. 2005;100:59–65.
4. Kain ZN, Wang SM, Mayes LC, Caramico LA, Hofstadter MB. Distress during the induction of anesthesia and postoperative behavioral outcomes. Anesth Analg. 1999;88(5):1042–7.
5. Palermo TM, Drotar D. Prediction of children and postoperative pain: the role of presurgical expectations and anticipatory emotions. J Pediatr Psychol. 1996;21(5):683–98.
6. Strom S. Preoperative evaluation, premedication, and induction of anesthesia in infants and children. Curr Opin Anaesthesiol. 2012;25(3):321–5.
7. Turhanoilu S, Kararmaz A, Ozyilmaz MA, Kaya S, Tok D. Effects of different doses of oral ketamine for premedication of children. Eur J Anaesthesiol. 2003;20:56–60.
8. Peng K, Wu SR, Ji FH, Li J. Premedication with dexmedetomidine in pediatric patients: a systematic review and meta-analysis. Clinics (Sao Paulo). 2014;69(11):777–86.
9. Von Ungern-Sternberg BS, Habre W, Erb TO, Heaney M. Salbutamol premedication in children with a recent respiratory tract infection. Paediatr Anaesth. 2009;19(11):1064–9.
10. Hernandez-Meza G, Izzetoglu M, Osbakken M, Green M, Izzetoglu K. Near-infrared spectroscopy for the evaluation of anesthetic depth. Biomed Res Int. 2015;2015:939418.
11. Chan MT, Wan AC, Gin T, Leslie K, Myles PS. Chronic postsurgical pain after nitrous oxide anesthesia. Pain. 2011;152:2514–20.
12. Lumb AB, Slinger P. Hypoxic pulmonary vasoconstriction: physiology and anesthetic implications. Anesthesiology. 2015;122(4):932–46.
13. Tobias JD, Gupta P, Naguib A, Yates AR. Dexmedetomidine: applications for the pediatric patient with congenital heart disease. Pediatr Cardiol. 2011;32:1075–87.
14. LeRiger M, Naguib A, Gallantowicz M, Tobias JD. Dexmedetomidine controls junctional ectopic tachycardia during Tetralogy of Fallot repair in an infant. Ann Card Anaesth. 2012;15:224–8.
15. Hammer GB, Drover DR, Cao H, et al. The effects of dexmedetomidine on cardiac electrophysiology in children. Anesth Analg. 2008;106:79–83.
16. Pickard A, Davies P, Birnie K, Beringer R. Systematic review and meta-analysis of the effect of intraoperative α2-adrenergic agonists on postoperative behaviour in children. Br J Anaesth. 2014;112(6):982–90.
17. Srivastava A, Hunter JM. Reversal of neuromuscular block. Br J Anaesth. 2009;103(1):115–29.
18. Bridion® [package insert]. Kenilworth: Merck Pharmaceuticals; 2015.
19. Kara T, Ozbagriacik O, Turk HS, et al. Sugammadex versus neostigmine in pediatric patients: a prospective randomized study. Braz J Anesthesiol. 2014;64(6):400–5.
20. Mavi J, Moore DL. Anesthesia and analgesia for pectus excavatum surgery. Anesthesiol Clin. 2014;32(1):175–84.
21. Sabanathan S, Eng J, Mearns AJ. Alterations in respiratory mechanics following thoracotomy. J R Coll Surg Edinb. 1990;35(3):144–50.
22. Richardson J, Sabanathan S, Shah R. Post-thoracotomy spirometric lung function: the effect of analgesia. A review. J Cardiovasc Surg (Torino). 1999;40(3):445–56.
23. Lobe TE. Perioperative hypnosis reduces hospitalization in patients undergoing the Nuss procedure for pectus excavatum. J Laparoendosc Adv Surg Tech. 2007;16(6):639–42.
24. Manworren R, Girard E, Verissimo AM, et al. Hypnosis for postoperative pain management of thoracoscopic approach to repair pectus excavatum: retrospective analysis. J Pediatr Surg Nurs. 2015;4(2):60–9.
25. Cook TM, Riley RH. Analgesia following thoracotomy: a survey of Australian practice. Anaesth Intensive Care. 1997;25(5):520–4.
26. Stone JG, Cozine KA, Wald A. Nocturnal oxygenation during patient-controlled analgesia. Anesth Analg. 1999;89(1):104–10.
27. Soto RG, Fu ES. Acute pain management for patients undergoing thoracotomy. Ann Thorac Surg. 2003;75(4):1349–57.
28. Shulman M, Sandler AN, Bradley JW, Young PS, Brebner J. Postthoracotomy pain and pulmonary function following epidural and systemic morphine. Anesthesiology. 1984;61(5):569–75.
29. Benyamin R, Trescot AM, Datta S, et al. Opioid complications and side effects. Pain Physician. 2008;11(2 Suppl):S105–20.
30. Swegle JM, Logemann C. Management of common

opioid-induced adverse effects. Am Fam Physician. 2006;74(8):1347–54.

31. Solomon DH, Rassen JA, Glynn RJ, Lee J, Levin R, Schneeweiss S. The comparative safety of analgesics in older adults with arthritis. Arch Intern Med. 2010;170(22):1968–76.

32. Teater D. The psychological and physical side effects of pain medications. National Safety Council; 2015.

33. Malmberg AB, Yaksh TL. Hyperalgesia mediated by spinal glutamate or substance P receptor blocked by spinal cyclooxygenase inhibition. Science. 1992; 257(5074):1276–9.

34. Singh H, Bossard RF, White PF, Yeatts RW. Effects of ketorolac versus bupivacaine coadministration during patient-controlled hydromorphone epidural analgesia after thoracotomy procedures. Anesth Analg. 1997;84(3):564–9.

35. Carretta A, Zannini P, Chiesa G, Altese R, Melloni G, Grossi A. Efficacy of ketorolac tromethamine and extrapleural intercostal nerve block on post-thoracotomy pain. A prospective, randomized study. Int Surg. 1996;81(3):224–8.

36. Densmore JC, Peterson DB, Stahovic LL, et al. Initial surgical and pain management outcomes after Nuss procedure. J Pediatr Surg. 2010;45(9):1767–71.

37. Boussofara M, Mtaallah MH, Bracco D, Sellam MR, Raucoules M. Co-analgesic effect of ketorolac after thoracic surgery. Tunis Med. 2006;84(7):427–31.

38. Burgess FW, Anderson DM, Colonna D, Sborov MJ, Cavanaugh DG. Ipsilateral shoulder pain following thoracic surgery. Anesthesiology. 1993;78(2):365–8.

39. Malviya S, Polaner DM, Berde C. Acute pain. In: Cote CJ, Lerman J, Todres ID, editors. A practice of anesthesia for infants and children. Philadelphia: Saunders Elsevier; 2009. p. 939–78.

40. Andersson DA, Gentry C, Alenmyr L, et al. TRPA1 mediates spinal antinociception induced by acetaminophen and the cannabinoid Δ(9)-tetrahydrocannabiorcol. Nat Commun. 2011;2:551.

41. Sinatra RS, Jahr JS, Reynolds LW, Viscusi ER, Groudine SB, Payen-champenois C. Efficacy and safety of single and repeated administration of 1 gram intravenous acetaminophen injection (paracetamol) for pain management after major orthopedic surgery. Anesthesiology. 2005;102(4):822–31.

42. Mac TB, Girard F, Chouinard P, et al. Acetaminophen decreases early post-thoracotomy ipsilateral shoulder pain in patients with thoracic epidural analgesia: a double-blind placebo-controlled study. J Cardiothorac Vasc Anesth. 2005;19(4):475–8.

43. Uvarov DN, Orlov MM, Levin AV, Sokolov AV, Nedashkovskiĭ EV. [Role of paracetamol in a balanced postoperative analgesia scheme after thoracotomy]. Anesteziol Reanimatol. 2008;(4):46–9.

44. Ong CK, Seymour RA, Lirk P, Merry AF. Combining paracetamol (acetaminophen) with nonsteroidal antiinflammatory drugs: a qualitative systematic review of analgesic efficacy for acute postoperative pain. Anesth Analg. 2010;110(4):1170–9.

45. Shiffman S, Rohay JM, Battista D, et al. Patterns of acetaminophen medication use associated with exceeding the recommended maximum daily dose. Pharmacoepidemiol Drug Saf. 2015;24(9):915–21.

46. Walker SM. Neonatal pain. Paediatr Anaesth. 2014;24(1):39–48.

47. Rakic AM, Golembiewski J. Low-dose ketamine infusion for postoperative pain management. J Perianesth Nurs. 2009;24(4):254–7.

48. Lee M, Silverman SM, Hansen H, Patel VB, Manchikanti L. A comprehensive review of opioid-induced hyperalgesia. Pain Physician. 2011; 14(2):145–61.

49. Elia N, Tramèr MR. Ketamine and postoperative pain—a quantitative systematic review of randomised trials. Pain. 2005;113(1-2):61–70.

50. Min TJ, Kim WY, Jeong WJ, et al. Effect of ketamine on intravenous patient-controlled analgesia using hydromorphone and ketorolac after the Nuss surgery in pediatric patients. Korean J Anesthesiol. 2012;62(2):142–7.

51. Cha MH, Eom JH, Lee YS, et al. Beneficial effects of adding ketamine to intravenous patient-controlled analgesia with fentanyl after the Nuss procedure in pediatric patients. Yonsei Med J. 2012;53(2):427–32.

52. Suzuki M, Haraguti S, Sugimoto K, Kikutani T, Shimada Y, Sakamoto A. Low-dose intravenous ketamine potentiates epidural analgesia after thoracotomy. Anesthesiology. 2006;105(1):111–9.

53. Michelet P, Guervilly C, Hélaine A, et al. Adding ketamine to morphine for patient-controlled analgesia after thoracic surgery: influence on morphine consumption, respiratory function, and nocturnal desaturation. Br J Anaesth. 2007;99(3):396–403.

54. Bell RF, Dahl JB, Moore RA, Kalso E. Perioperative ketamine for acute postoperative pain. Cochrane Database Syst Rev. 2006;1:CD004603.

55. Su F, Hammer GB. Dexmedetomidine: pediatric pharmacology, clinical uses and safety. Expert Opin Drug Saf. 2011;10(1):55–66.

56. Yuen VM. Dexmedetomidine: perioperative applications in children. Paediatr Anaesth. 2010;20(3): 256–64.

57. Schnabel A, Meyer-Frießem CH, Reichl SU, Zahn PK, Pogatzki-Zahn EM. Is intraoperative dexmedetomidine a new option for postoperative pain treatment? A meta-analysis of randomized controlled trials. Pain. 2013;154(7):1140–9.

58. Kaur S, Attri JP, Kaur G, Singh TP. Comparative evaluation of ropivacaine versus dexmedetomidine and ropivacaine in epidural anesthesia in lower limb orthopedic surgeries. Saudi J Anaesth. 2014;8(4):463–9.

59. Haig GM, Bockbrader HN, Wesche DL, et al. Single-dose gabapentin pharmacokinetics and safety in healthy infants and children. J Clin Pharmacol. 2001;41:507–14.

60. Grosen K, Drewes AM, Højsgaard A, Pfeiffer-jensen M, Hjortdal VE, Pilegaard HK. Perioperative gabapentin for the prevention of persistent pain after thoracotomy: a randomized controlled trial. Eur J Cardiothorac Surg. 2014;46(1):76–85.

61. Zakkar M, Frazer S, Hunt I. Is there a role for gabapentin in preventing or treating pain following thoracic surgery? Interact Cardiovasc Thorac Surg. 2013;17(4):716–9.

62. Rusy LM, Hainsworth KR, Nelson TJ, et al. Gabapentin use in pediatric spinal fusion patients: a randomized, double-blind, controlled trial. Anesth Analg. 2010;110(5):1393–8.

63. Mayell A, Srinivasan I, Campbell F, et al. Analgesic effects of gabapentin after scoliosis surgery in children: a randomized controlled trial. Paediatr Anaesth. 2014;24:1239–44.

64. Amani S, Abedinzadeh MR. Effects of oral gabapentin, local bupivacaine and intravenous pethidine on post tonsillectomy pain. Iran J Otorhinolaryngol. 2015;27:343–8.

65. Kogler J. The analgesic effect of magnesium sulfate in patients undergoing thoracotomy. Acta Clin Croat. 2009;48(1):19–26.

66. Saran T, Perkins GD, Javed MA, et al. Does the prophylactic administration of magnesium sulphate to patients undergoing thoracotomy prevent postoperative supraventricular arrhythmias? A randomized controlled trial. Br J Anaesth. 2011;106(6):785–91.

67. Ryu JH, Kang MH, Park KS, Do SH. Effects of magnesium sulphate on intraoperative anaesthetic requirements and postoperative analgesia in gynaecology patients receiving total intravenous anaesthesia. Br J Anaesth. 2008;100(3):397–403.

68. Kim EM, Kim MS, Han SJ, et al. Magnesium as an adjuvant for caudal analgesia in children. Paediatr Anaesth. 2014;24(12):1231–8.

69. Na HS, Lee JH, Hwang JY, et al. Effects of magnesium sulphate on intraoperative neuromuscular blocking agent requirements and postoperative analgesia in children with cerebral palsy. Br J Anaesth. 2010;104(3):344–50.

70. Benzon HA, Shah RD, Hansen J, et al. The effect of systemic magnesium on postsurgical pain in children undergoing tonsillectomies: a double-blinded, randomized, Placebo-Controlled Trial. Anesth Analg. 2015;121(6):1627–31.

71. Tugrul S, Degirmenci N, Eren SB, Dogan R, Veyseller B, Ozturan O. Analgesic effect of magnesium in post-tonsillectomy patients: a prospective randomised clinical trial. Eur Arch Otorhinolaryngol. 2015;272(9):2483–7.

72. Marzban S, Haddadi S, Naghipour MR, Sayah Varg Z, Naderi Nabi B. The effect of intravenous magnesium sulfate on laryngospasm after elective adenotonsillectomy surgery in children. Anesth Pain Med. 2014;4(1):e15960.

73. Hasenbos MA, Eckhaus MN, Slappendel R, Gielen MJ. Continuous high thoracic epidural administration of bupivacaine with sufentanil or nicomorphine for postoperative pain relief after thoracic surgery. Reg Anesth. 1989;14(5):212–8.

74. Rawal N, Sjöstrand U, Christoffersson E, Dahlström B, Arvill A, Rydman H. Comparison of intramuscular and epidural morphine for postoperative analgesia in the grossly obese: influence on postoperative ambulation and pulmonary function. Anesth Analg. 1984;63(6):583–92.

75. Swaroop NS, Batra YK, Bhardwaj N, Chari P, Ram P. A comparative evaluation of thoracic and lumbar epidural fentanyl for post thoracotomy pain. Ann Card Anaesth. 2002;5(1):53–8.

76. Macias A, Monedero P, Adame M, Torre W, Fidalgo I, Hidalgo F. A randomized, double-blinded comparison of thoracic epidural ropivacaine, ropivacaine/fentanyl, or bupivacaine/fentanyl for postthoracotomy analgesia. Anesth Analg. 2002;95(5):1344–50.

77. Hodgson PS, Liu SS. A comparison of ropivacaine with fentanyl to bupivacaine with fentanyl for postoperative patient-controlled epidural analgesia. Anesth Analg. 2001;92(4):1024–8.

78. Llewellyn N, Moriarty A. The national pediatric epidural audit. Paediatr Anaesth. 2007;17(6):520–33.

79. Gustafsson LL, Schildt B, Jacobsen K. Adverse effects of extradural and intrathecal opiates: report of a nationwide survey in Sweden. 1982. Br J Anaesth. 1998;81(1):86–93.

80. Monitto CL, Kost-byerly S, White E, et al. The optimal dose of prophylactic intravenous naloxone in ameliorating opioid-induced side effects in children receiving intravenous patient-controlled analgesia morphine for moderate to severe pain: a dose finding study. Anesth Analg. 2011;113(4):834–42.

81. Richardson J, Lönnqvist PA, Naja Z. Bilateral thoracic paravertebral block: potential and practice. Br J Anaesth. 2011;106(2):164–71.

82. Scarci M, Joshi A, Attia R. In patients undergoing thoracic surgery is paravertebral block as effective as epidural analgesia for pain management? Interact Cardiovasc Thorac Surg. 2010;10(1):92–6.

83. Kelly RE, Goretsky MJ, Obermeyer R, et al. Twenty-one years of experience with minimally invasive repair of pectus excavatum by the Nuss procedure in 1215 patients. Ann Surg. 2010;252(6):1072–81.

84. Meyer MJ, Krane EJ, Goldschneider KR, Klein NJ. Case report: neurological complications associated with epidural analgesia in children: a report of 4 cases of ambiguous etiologies. Anesth Analg. 2012;115(6):1365–70.

85. Ding X, Jin S, Niu X, Ren H, Fu S, Li Q. A comparison of the analgesia efficacy and side effects of paravertebral compared with epidural blockade for thoracotomy: an updated meta-analysis. PLoS One. 2014;9(5):e96233.

86. Richardson J, Lönnqvist PA. Thoracic paravertebral block. Br J Anaesth. 1998;81(2):230–8.

87. Hall Burton DM, Boretsky KR. A comparison of paravertebral nerve block catheters and thoracic epidural catheters for postoperative analgesia following the Nuss procedure for pectus excavatum repair. Paediatr Anaesth. 2014;24(5):516–20.

88. Naja Z, Lönnqvist PA. Somatic paravertebral nerve blockade. Incidence of failed block and complications. Anaesthesia. 2001;56(12):1184–8.

89. Wheatley GH, Rosenbaum DH, Paul MC, et al. Improved pain management outcomes with continuous infusion of a local anesthetic after thoracotomy. J Thorac Cardiovasc Surg. 2005;130(2):464–8.

90. Barron DJ, Tolan MJ, Lea RE. A randomized controlled trial of continuous extra-pleural analgesia post-thoracotomy: efficacy and choice of local anaesthetic. Eur J Anaesthesiol. 1999;16(4):236–45.

91. Gebhardt R, Mehran RJ, Soliz J, Cata JP, Smallwood AK, Feeley TW. Epidural versus ON-Q local anesthetic-infiltrating catheter for post-thoracotomy pain control. J Cardiothorac Vasc Anesth. 2013; 27(3):423–6.

92. Givens VA, Lipscomb GH, Meyer NL. A randomized trial of postoperative wound irrigation with local anesthetic for pain after cesarean delivery. Am

J Obstet Gynecol. 2002;186(6):1188–91.

93. Ried M, Schilling C, Potzger T, et al. Prospective, comparative study of the On-Q® PainBuster® post-operative pain relief system and thoracic epidural analgesia after thoracic surgery. J Cardiothorac Vasc Anesth. 2014;28(4):985–90.

94. Choudhry DK, Brenn BR, Sacks K, Reichard K. Continuous chest wall ropivacaine infusion for analgesia in children undergoing Nuss procedure: a comparison with thoracic epidural. Paediatr Anaesth. 2016;26(6):582–9.

95. Green CR, De Rosayro AM, Tait AR. The role of cryoanalgesia for chronic thoracic pain: results of a long-term follow up. J Natl Med Assoc. 2002; 94(8):716–20.

96. CryoA procedure brochure. Cincinnati: AtriCure. http://www.atricure.com

97. Moorjani N, Zhao F, Tian Y, Liang C, Kaluba J, Maiwand MO. Effects of cryoanalgesia on post-thoracotomy pain and on the structure of intercostal nerves: a human prospective randomized trial and a histological study. Eur J Cardiothorac Surg. 2001; 20(3):502–7.

98. Momenzadeh S, Elyasi H, Valaie N, et al. Effect of cryoanalgesia on post-thoracotomy pain. Acta Med Iran. 2011;49(4):241–5.

99. Hunt I, Eaton D, Maiwand O, Anikin V. Video-assisted intercostal nerve cryoablation in managing intractable chest wall pain. J Thorac Cardiovasc Surg. 2010;139(3):774–5.

100. Byas-Smith MG, Gulati A. Ultrasound-guided inter-costal nerve cryoablation. Anesth Analg. 2006; 103(4):1033–5.

101. Maiwand O, Makey AR. Cryoanalgesia for relief of pain after thoracotomy. Br Med J (Clin Res Ed). 1981;282(6278):1749–50.

102. Maiwand MO, Makey AR, Rees A. Cryoanalgesia after thoracotomy. Improvement of technique and review of 600 cases. J Thorac Cardiovasc Surg. 1986;92(2):291–5.

103. Roxburgh JC, Markland CG, Ross BA, Kerr WF. Role of cryoanalgesia in the control of pain after thoracotomy. Thorax. 1987;42(4):292–5.

104. Sepsas E, Misthos P, Anagnostopulu M, Toparlaki O, Voyagis G, Kakaris S. The role of intercostal cryoanalgesia in post-thoracotomy analgesia. Interact Cardiovasc Thorac Surg. 2013;16(6): 814–8.

105. Ba YF, Li XD, Zhang X, et al. Comparison of the analgesic effects of cryoanalgesia vs. parecoxib for lung cancer patients after lobectomy. Surg Today. 2014;45(10):1250–4.

第 6 章

Poland 综合征

Alessandro G. Cusano，Michael S. Wong

概述

Poland 综合征,传统意义上是指单侧胸大肌胸骨头缺损、同侧乳房发育不良和手部畸形。该综合征通常表现为多种畸形,但很少在同一患者身上集中出现。该疾病患者的共同特征为胸大肌胸骨头先天性缺损,少数几例主要表现为畸形。除了少数病例心肺功能严重受损外,外科手术的介入通常比较晚,首选一次性手术治疗,并且建议多学科合作来改善重建结果。

历史性回顾

1841 年,19 岁的 Alfred Poland 详细记载了一次不寻常的解剖,当时他是英国伦敦 Guy 医院的医学生和解剖学学员。死者是 27 岁的 George Pelt,据报道,其左臂难以内收。Poland 的研究结果不仅解释了这种情况,还能启发人们绘制出这具尸体的胸部素描,并在 Guy 医院的医学博物馆里保存了死者的手 (图 6.1)[1,2]。Poland 的研究成果后来被刊登在 Guy 医院的报道中,标题是"胸肌缺损"[3];后来,这一系列的经典记载成为对该综合征的经典描述,如今以他的名字命名。

然而,值得注意的是,在 Poland 医院报道之前就有一些类似的报道[4-6]。当时不存在"综合征"一词或代名词,之前的报道也未记录手部畸形。直到 100 多年后的 1962 年,Poland 的名字才首次被赋予这个意义。Guy 医院的整形外科医生 Patrick Clarkson 创造了"Poland 的并指症"一词,用来指他的 3 个患者同时出现的乳房发育不良和并指症[7,8]。5 年后,Baudinne 和他的同事在 1967 年的出版物中,将这种综合征称为"Poland 综合征",这个名称一直沿用至今[9]。

流行病学

由于 Poland 综合征所呈现的可变性,以及在特定群体中发病率的差异性,其真实的发病率是难以估计的。大多数研究表明,其平均发病率为 1/30 000~1/20 000,报告的范围为 1/100 000~1/7 000。这种美学畸形容易被漏报,易被忽视。乳房 X 线检查可能是一种更客观的测量方法,它已经证明乳腺癌的发病率是 1/19 000。Poland 综合征最常见于右侧,是一种散发性的先天性畸形。曾有过家族性病例报道,但此类病例的发生率低于 1%。报道称,该病引起双侧肌肉发育不良,偶有研究显示,左侧肌肉发育不良更为普遍[11]。男性比女性更易感,比例为 2:1 和 3:1。男性患者表现出明显的右侧受累倾向,相比之下,女性则未

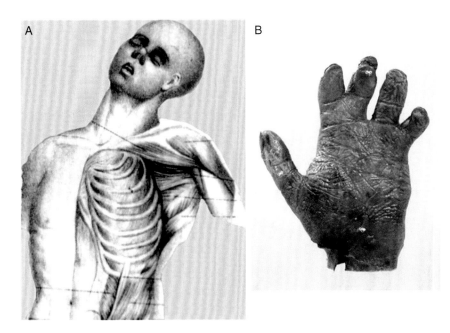

图6.1 (A)1841 年 Alfred Poland 的解剖插图,由 Poland 的朋友 Tilston 先生绘制。[From Poland, A. Deficiency of the pectoral muscles. GuysHospRep.1841;6:191. 注:《Guy 医院报告》于 1974 年出版[7]。](B)Poland 于 1841 年提及的左手, 如今在伦敦 Guy 医院的 Gordon 博物馆展览。这张照片是由伦敦国王学院 Gordon 博物馆的管理员 William G. J. Edwards 和资深作者(A. E. S.)在参观博物馆之后拍摄并收录到文章中的[2]。

见好发于某一侧。在散发性病例中,男性患者右侧肌肉发育不良更为常见, 这一点已经得到证实。然而,在家族性病例中,男性和女性的情况相似,都普遍存在畸形[10,11]。

发病机制

尽管有过家族性病例报道,Poland 综合征仍被认为是由胚胎发育异常引起,而并非确定的由遗传因素引起。单侧的散发病例支持了胚胎发育异常作为诱发因素的观点。一份关于 Poland 综合征的报告进一步证实了该观点,在一对同卵双胞胎中只有一个同胞患有此病[10]。Poland 综合征的流行病因倾向于胚胎发育异常。

Bavnick 和 Weaver 提出"锁骨下动脉供应中断序列(SASDS)"这一术语来解释包括 Poland 综合征在内的一组综合征的发病机制。他们提出,这些情况是由在胚胎发育第 6 周的锁骨下动脉或椎动脉或其分支的早期胚胎血液供应中断造成的。他们进一步假设,血管内阻塞产生了可预测的缺陷[12]。

具体到 Poland 综合征, 在妊娠第 6~7 周, 发育中的肢体处于早期低流量状态,区域血管发育不良的研究结果证实了这一理论。Poland 综合征患者锁骨下动脉的直径减小超过 50%,血流速度降低[12-14]。在他们的病例报告中, 一例 17 岁的 Poland 综合征女性患者的同侧背阔肌瓣异常,Beer 等提供的血管造影数据显示, 锁骨下动脉发育不良,同侧胸肩峰和胸背支完全缺失[15]。有趣的是,血管发育不良是 Alfred Poland 自己发现的。在他最初的报告中,他注意到供应肋间间隙的胸廓血管管径仍然在减小[3]。

尽管有血管病因学的支持,仍有人对此发出质疑,他们指出,保留在阻塞下游的患侧肌肉骨骼单位,可以作为血管病因学的反面证据。另一种假设是侧板中胚层的破坏,胸大肌在受精后 16~28 天形成,这种破坏被认为是所有缺陷的原因[10]。

Poland 综合征表现出的表型嵌合现象已从细胞死亡的时间角度得到解释。一种上肢芽细胞系的致死突变被认为是诱发因素。早期突变解释了更严重的胸壁和肢体缺陷,而后期突变可能产生更多的局部皮肤和软组织异常[11]。

最后,家族性病例不应该完全被忽视。Soltan 和 Holmes 提出了一种家族聚集的共同因素(如血管异常),用来描述 Poland 综合征在两组兄弟姐妹(第一代表亲[16])的不同成员中的发生情况。Sujansky 等提出了常染色体显性基因的延迟突变,来解释 3 个未患病个体的两个家庭成员的患病情况[17]。延迟突变理论似乎与其他家族性病例的报道一致,准确地解释了从亲代到子代的垂直传播,以及未患病亲代的子代患病情况。

临床特征和分类

Poland 综合征的临床特征表现各异。然而,必要条件是胸大肌的胸骨头先天性缺损。此特征可单独出现,或伴同侧胸壁和上肢畸形。这些临床表现和受累程度是可变的,因此,最好将综合征视为随着各种异常的受累程度和严重程度而变化。

有一些分类系统已经被报道过。Seyfer 等将他们研究的 63 例患者分为"简单"Poland 综合征和"复杂"Poland 综合征;"简单"表示胸大肌胸骨头的单侧缺损,"复杂"表示胸大肌胸骨头单侧缺损伴肋骨和胸骨畸变、肌肉移位和短指畸形(图 6.2 和图 6.3)[2]。

Fokin 和他的同事将这种综合征分为 3 组:"轻度(或部分)""中度(或典型)"和"重度"。"轻度(或部分)"程度相当于 Seyfer 的"简单"组,代表疾病的必要条件。Fokin 的"中度(或经典)"形式和 Seyfer 的"复杂"组也很相似,它们代表了 Poland 在其最初报道中提及的特征(即胸肌发育不良、肋软骨发育不良和单侧短指畸形)。Fokin 又增加了一组严重程度更高的病例,他称之为"重度"形式,以区分伴肺疝、背阔肌和三角肌受累、右位心、缺指和(或)肾发育不良的病例(图 6.4 和图 6.5)[18]。

诊断

尽管 Poland 综合征的表现形式多种多样,但该病的必要条件是胸大肌的胸骨头先天性缺损。这反映了该综合征最简单和最常见的形式;无论男女,都能辨认出腋前襞缺

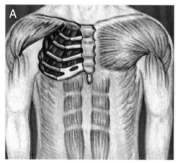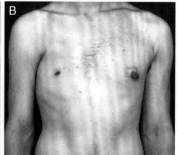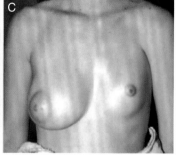

图 6.2 简单 Poland 综合征。(A)右侧胸大肌胸骨头缺损示意图。(B)右侧 Poland 综合征的男性患者。(C)左侧 Poland 综合征的女性患者。注意不对称的腋前襞。男女患者都会对腋前襞和胸壁的不对称表示担心。[Used with permission from Seyfer, AE.; Fox, JP.; Hamilton, CG. Poland Syndrome: Evaluation and Treatment of the Chest Wall in 63 Patients. Plast Reconstr Surg. 2010; 126(3):902–911]

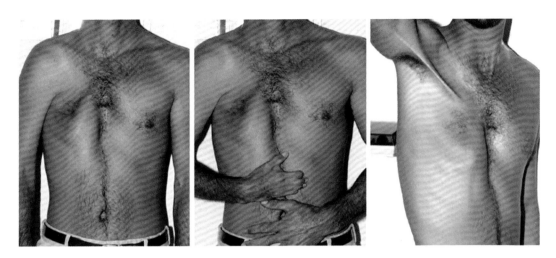

图 6.3　一例复杂 Poland 综合征的男性患者。(A) 右半胸较小，上肋软骨部分缺如。一侧腋前襞明显不足。(B) 上肢部分较短，有短并指（缩短，有蹼指），由 Poland 报道。(From Seyfer AE, Icochea R, Graeber GM. Poland's anomaly: Natural history and longterm results of chest wall reconstruction in 33 patients. Ann Surg. 1988;208:776–782. Used with permission)。(C) 可见腋窝网格，可能是胸大肌的孔体。这种网格也可以在简单类型中观察到，有时是收缩的。[Used with permission from Seyfer, AE.; Fox, JP.; Hamilton, CG. Poland Syndrome: Evaluation and Treatment of the Chest Wall in 63 Patients. Plast Reconstr Surg. 2010; 126(3):902–911]

失。女性患者轻度畸形表现为乳房发育不良，如伴胸廓和上肢的同侧异常，则可诊断为一种更为严重的症状，从而扩大该综合征的症状范围。

超声评估可做产前诊断，但多见通过出生后的临床表现进行诊断[19]。由于明显的胸壁不对称和并指畸形，父母通常会在婴儿期早期注意到这种综合征的严重症状。然而，即使患者知道该综合征的症状，也可能隐瞒家人，直到青春期早期，患者才会对这种不对称感到更加不安。

虽然 Poland 综合征的大多数患者主要关注美学方面，但在罕见的心肺功能受损病例中，在婴儿时期发现严重的功能障碍，应立即进行外科手术治疗。对所有 Poland 综合征患者进行全面评估是全面和准确诊断的必要条件。轻度症状患者的患侧半胸和上肢可能有可测量的差异，否则仅凭肉眼检查可能无法发现这些差异。这也强调了对表现为明显孤立性并指的患者进行全面检查的重要性，因为这些患者中高达 10% 患有 Poland 综合征[20]。

体格检查应包括对整个躯干和双侧上肢进行全面评估，包括进行视诊、触诊和测量关键部位。这应该包括测量肋骨、胸骨切迹到肩峰和鹰嘴到尺骨茎突的距离，以及所有指骨的长度。所有这些都应该与对侧、未患病侧的测量值进行比较。还需进行标准肌肉测试，并按常规方式拍摄基线照片[2]。

各种影像学检查虽然不是诊断的必要条件，但可以帮助制订术前计划，特别是在考虑进行自体重建的情况下。CT、MRI 和血管造影术是最有用的，可分别对骨骼、软组织和血管异常进行更详细的评估。Beer 等报告了一例 17 岁的 Poland 综合征患者，由于术前检查未发现肌肉严重衰减，他们被迫放弃了带蒂的背阔肌瓣。随后，MRI 证实无背阔肌，血管造影则发现锁骨下动脉发育不良及胸肩峰和胸背分支完全缺如。影像诊断的另一个好处是识别其他合并损伤，如肾脏发育不良，这也可能影响重建结果[15]。

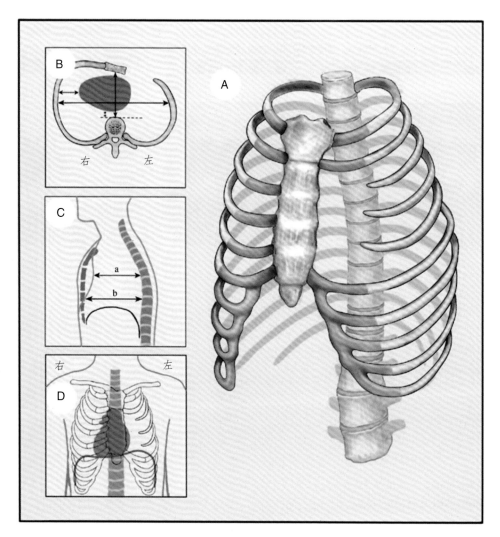

图 6.4　Poland 综合征的解剖学表现。(A)三维视图。左肋缺损。(B)横断面视图。肋骨缺损,胸壁凹陷,心脏右移。(C)矢状视图。单侧胸壁凹陷。(D)正位视图。肋骨缺损和孤立性右心位。(Used with permission from Fokin, AA.; Steuerwald, NM.; Ahrens, WA.; Allen, KE. Anatomical, Histologic, and Genetic Characteristics of Congenital Chest Wall Deformities. Semin Thorac Cardiovasc Surg. 2009; 21:44–57)

治疗注意事项

　　Poland 综合征的临床表现多样,手术治疗并没有统一的方法。相反,考虑到最终影响治疗的诸多因素,我们主张个体化的方法。通过考虑以下问题,可以简化为每例患者制订最合适的治疗策略的过程:

- 缺陷主要是功能上的还是美学上的?
- 目前是否有重大的社会心理问题影响到该患者?
- 患者的骨骼发育成熟了吗?
- 患者的性别是什么?
- 该综合征表现的严重程度如何?

　　前 3 个问题的答案涉及介入时机的问题,而后两个问题则为特定的手术方法提供了指导。

　　对生长中的患儿进行任何手术干预,都必须综合考量早期矫正的益处和未来生长障碍风险。由于 Poland 综合征的畸形主要

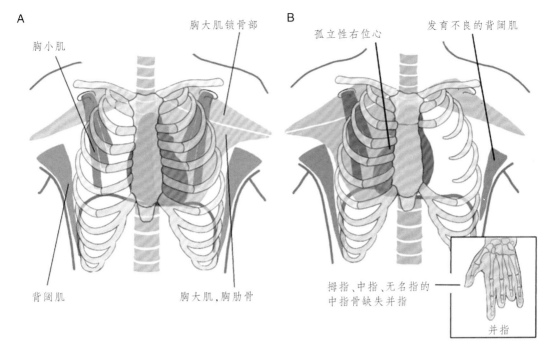

图 6.5　Poland 综合征的不同严重程度。(A)轻度 Poland 综合征仅伴胸肌缺损。(B)重度 Poland 综合征伴大面积肋骨缺损、广泛肌缺损、孤立性右位心和单侧手异常。(Used with permission from Fokin, AA.; Steuerwald, NM.; Ahrens, WA.; Allen, KE. Anatomical, Histologic, and Genetic Characteristics of Congenital Chest Wall Deformities. Semin Thorac Cardiovasc Surg. 2009; 21:44–57)

是美学性质的，一般的共识是延迟手术矫正直到骨骼成熟。当然，若存在明显的功能性畸形，仍需冒着风险进行早期手术干预。在 Poland 综合征中，严重的胸壁畸形引起心肺功能损伤和并指是两种影响功能的畸形，需要早期修复。另一个特殊情况是在骨骼发育不成熟的患者乳房发育不良时使用组织扩张器。通过连续扩张发育不良的乳房以跟上对侧乳房的生长，可以使青春期女性患者的不对称和伴随该畸形的心理社会影响达到最小(图 6.6)[21]。

除了上述特殊情况，Poland 综合征的手术矫正要等到发育完全后才进行。在骨骼成熟的个体中，特定的手术方法受到患者性别和综合征严重程度的影响。对于男性患者和女性患者的考虑是相似的，但明显的区别是对于女性患者乳房发育不良也进行了处理。根据肌肉骨骼和软组织缺陷的性质不同，简单和复杂形式

的综合征的重建需求有所不同。

本章的其余部分将着重讨论 Poland 综合征的外科治疗，并探讨重建这种疾病不同形式的可用选择。在我们开始之前，我们有必要回顾一下 Poland 综合征中典型受影响的结构解剖，特别要注意这些畸变与正常解剖的差异。要想恢复这些通常很复杂的缺陷的正常形态，对正常解剖学的了解是至关重要的。基于基本的重建原则，我们将采取由内而外的方法，先重点看胸廓的骨性结构。

解剖

胸廓骨性结构

正常的胸廓是一个由胸骨、胸椎、12 对肋骨和锁骨组成的骨架。它容纳并保护心脏、肺和胸腔的大血管，为身体和上肢提供

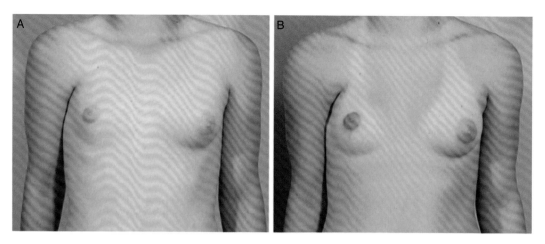

图 6.6 (A)一例 13 岁的轻度 Poland 综合征女性患者。(B)组织扩张器插入后的结果。该计划是等到患者 17 岁时再植入永久性植入物。[Used with permission from Pryor, Landon S.; Lehman Jr., James A., Workmann, Meredith C. Disorders of the Female Breast in the Pediatric Age Group. Plast Reconstr Surg. 2009. 126(1S):50e– 60e, 2009]

主要的结构支撑,并有助于呼吸功能。简单(部分或轻度)Poland 综合征中,骨性胸廓完全正常;晚期表现为肋骨和胸骨异常。如果这些畸变严重到损害肺功能或心脏,不论骨骼成熟与否,都应及早进行手术干预。

肋骨和胸骨受累的患者,其特征性表现为患侧胸部凹陷(图 6.7),这是由肋骨和软骨发育不良(图 6.8)引起的,而严重(完全)程度的疾病则是肋骨和软骨前部发育不良(图 6.9)引起的。通常有 1~3 根肋骨受累,1~3 肋骨和 2~4 肋骨最常见,后者比前者更为常见。在肋骨再生发育良好的情况下,再生肋骨的胸骨端可以完全分开或融合。

胸骨通常向患侧旋转,导致同侧凹陷和不对称的对侧胸肌隆凸。在中等程度下,胸廓保持完整但选择性发育不良,心脏保持在胸骨和脊柱之间的正常位置。在严重肋骨发育不良的情况下,未受保护的心脏通常会移位到健侧,从而获得保护。在 144 例 Poland 综合征患者中,右位心的发生率为 5.6%。几乎总是与其他心血管异常相关的孤立性右位心不同,Poland 综合征中的右位心与心血管异常无关[10]。

缺乏完整的胸廓也可表现为肺疝伴胸壁反常运动。这可减少肺活量,从而损害呼

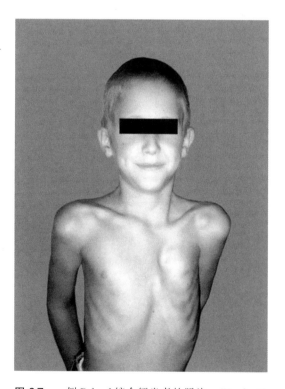

图 6.7 一例 Poland 综合征患者的照片。(Used with permission from Fokin, AA.; Robicsek, F. Poland's Syndrome Revisited. Ann Thorac Surg. 2002; 74:2218– 2225)

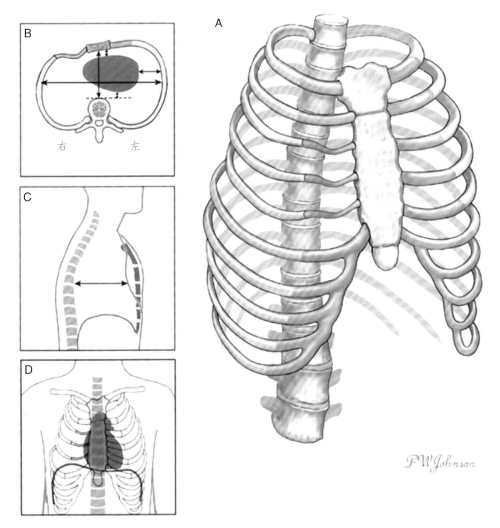

图 6.8　中度 Poland 综合征胸部受累。(**A**)三维斜位显示胸壁凹陷伴肋骨发育不良(Ⅲ~Ⅴ)胸骨轻度旋转。(**B**)横断面视图显示心脏在胸骨和脊柱之间的正常位置。(**C**)侧位图显示一侧肋骨凹陷。(**D**)正位图显示受累肋骨下凹。心脏的位置正常。(Used with permission from Fokin, AA.; Robicsek, F. Poland's Syndrome Revisited. Ann Thorac Surg. 2002; 74:2218−2225)

吸功能。据报道,肺疝的发生率为 8%[10]。

胸壁肌肉

　　骨性胸廓被肌肉、皮下组织和皮肤所覆盖。这些起源于和(或)附着在骨性胸廓上的肌肉主要有两种功能:①促进呼吸;②连接和支撑上肢。在各种病征中,胸大肌和胸小肌常受累;锯肌、冈下肌、冈上肌、背阔肌和外斜肌也可能有不同程度的畸形。这些都是稳定肌,没有任何呼吸功能。此外,这些肌肉

的畸形,即使从上肢的角度来看,也不会造成任何明显的功能损害。

　　需要手术的主要肌肉畸形是胸大肌的胸骨头缺损。胸大肌是覆盖大部分前胸壁的扇形大肌,分为 3 个部分,每个部分都有一个独立的起点,但在肱骨上有一个共同的附着点。

　　锁骨头最高,它起源于锁骨的中间 1/3 处。中央部分,或称胸骨头,是最大的,它沿胸骨和前 6 根肋骨的肋软骨有一个宽阔的

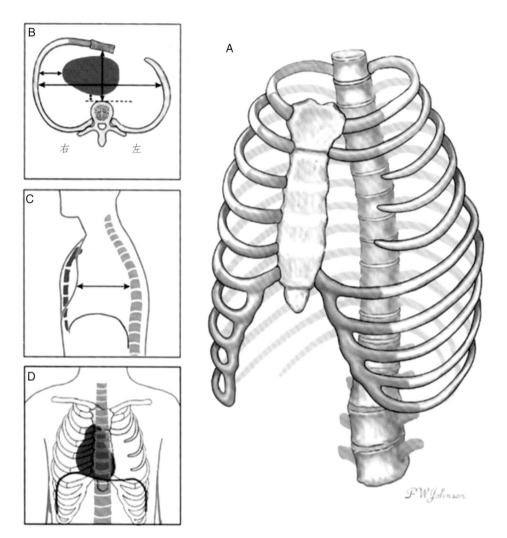

图6.9 视图重度 Poland 综合征胸部受累。(A)三维斜位图显示胸壁缺损伴肋骨发育不良(Ⅲ~Ⅴ),胸骨旋转。(B)横断面视图显示心脏在胸骨和脊柱之间的正常位置。(C)侧位图显示肋骨单侧凹陷。(D)正位图显示受累肋骨发育不良。右位心。(Used with permission from Fokin, AA.; Robicsek, F. Poland's Syndrome Revisited. Ann Thorac Surg. 2002; 74:2218–2225)

起点。第三个来源是外斜肌腱膜,大小不一。所有纤维汇聚形成共同腱,深入三角肌插入肱骨大粗隆。这样,它就形成了腋前襞。

　　所有疾病中都不存在胸大肌的大扇形胸骨头,这是 Poland 综合征的症状。这使得同侧腋前襞(由胸骨头的下缘形成)缺损。由于没有明显的腋前襞,从前面可以看到腋后襞(由背阔肌和大圆肌形成)。这表现为明显的不对称,患者很容易注意到。胸大肌胸骨头的缺损也造成了锁骨下凹陷,加重了不对

称的程度。如果想要获得可接受的重建结果,就必须解决这一问题,同时还要解决腋前襞的缺损。

　　胸小肌是一个扁薄的三角形束,连接着肱骨和锁骨的下1/3。它可能会变小,在复杂的形态中变小倾向更明显,还可以看到腋窝网,可能包含肌肉组织,因为它似乎具有收缩活动[2,15]。前锯肌也可能消失,造成肩胛骨的翼状突起。

乳房

成人的乳房从锁骨中线的第 2~7 肋骨延伸，从胸肋交界处内侧到两侧的腋窝中线。乳房下皱襞形成乳房的下边缘，它是一个独特的解剖结构，代表深、浅筋膜与皮肤真皮的融合。乳房下皱襞的纤维呈交叉排列，锚定在适当的位置，并为下垂的乳房形成稳定的下边界。

乳房的上极没有下极饱满。从剖面图上看，上极的外轮廓应是一个从锁骨到乳头-乳晕复合体的平滑而均匀的斜坡。下极的外轮廓，随着其丰满程度的增加，从乳头-乳晕复合体到乳下褶皱有平缓的弯曲。理想情况下，乳头乳晕复合体位于乳房最突出的位置，位于上、下两极的交界处和双侧锁骨中线。在理想的比例中，如果画一个顶点在胸骨切迹的等边三角形，这个三角形底部的左右两个角将分别精确地以左右两个乳头为中心。

在 Poland 综合征患者中，女性患者的乳房受累程度从轻度发育不良到完全无乳。乳头-乳晕复合体同样发育不良。一般来说，乳头隆起，色素减退，偶尔甚至完全消失。它似乎更容易向腋窝移位，比对侧的相对位置更靠近上部和外侧。

手术治疗

Poland 综合征手术矫正的主要目的是改善胸壁的对称性，女性患者则是矫正乳房发育不良或不对称性。腋前襞的成形和锁骨下凹陷的软化对取得良好的效果至关重要。为了提供最佳的对称性，任何潜在的骨骼畸形也必须矫正，为软组织重建提供一个坚实的基础。

如前所述，严重的发育不良会导致肺功能或心脏保护功能受损，需要早期手术矫正。这些病例分阶段进行，在儿童时期进行骨骼重建，在青春期后进行软组织(肌肉±乳房)重建。一旦生长停止，无功能的骨骼畸形校正通常以单阶段的、多层次的方式延迟进行。

骨骼重建

Poland 综合征患者的胸廓骨骼重建方法是由漏斗胸矫形术发展而来的。

在治疗胸壁凹陷畸形的矫形手术领域，在过去的半个多世纪里，Ravitch 手术最受认可。1949 年，Mark Ravitch 进行了首次报道，手术包括切除所有畸形的肋软骨、胸骨楔形截骨术，以及分离胸骨关节和胸骨后韧带。其目的是在将胸骨重新定位到正确的位置之前，完全解除胸骨的所有限制[22,23]。

1965 年，为了更有效地提升胸骨位置和防止复发，Ravitch 改进了原来的手术方法。为此，他在胸骨截骨处采用了盆式植骨术，在第 2 或第 3 肋软骨处采用了重叠固定的斜向软骨切除术。他所谓的"修正"手术就是今天通常所说的改良"Ravitch 手术"[24]。

Haller 和 Fonkalsrud 做了进一步的改进。考虑到重建结果的持久性，Haller 主张在胸骨下放置一个临时的不锈钢支柱，6~9 个月后二次手术取出。他认为对患儿进行过早和过大的手术可能导致未来胸部生长受限，因此缩短了软骨切除的时间，并将任何手术干预推迟到 4 岁后进行[25,26]。为了与 Haller 的微创方法保持一致，Fonkalsrud 对 Ravitch 手术进行了改进，因为意识到(根治性切除术后)再生的肋软骨薄、不规则、坚硬并伴有钙化，"Fonkalsrud 手术"只从内侧和外侧端切除 3~8mm 的短段软骨。保留下来的大段软骨被重新连接到胸骨和肋骨上。采用胸骨横向楔形截骨术和放置不锈钢 Adkins 支柱，将胸骨提升并固定在其校正位置，然后在第二阶段程序中移除 Adkins 支柱[27]。Haller 和 Fonkalsrud 改良(及其他改变)就是今天所说的改良"Ravitch"手术。

与开放手术相比，Nuss 在 1998 年报道了他的微创手术方法[28]。Nuss 手术用胸骨后金属棒矫正胸廓畸形，无须大切口或切除肋软骨。这个过程包括将一根或多根凹形钢筋滑入胸腔，深至胸骨，然后将钢筋翻转到凸形位置，将凹陷的胸骨向外推，从而矫正畸形。金属棒通常会保留 2~5 年，直到门诊手术取出。这种手术的优点在于侵入性小，然而，复发率往往高于开放性修复，在比较严重的病例中，其效用可能受到限制。

在 Poland 综合征中，胸骨畸形一般是同侧漏斗胸和对侧漏斗胸。肋软骨的单侧发育不良导致胸骨向患侧旋转，从而导致同侧凹陷型畸形和对侧突出型畸形。随着肋软骨切除和胸骨复位，Ravitch 手术（或其变种之一）已被证明能够有效地解决这两种畸形，成为 Poland 综合征胸部骨骼畸形外科治疗的基本手术(图 6.10)。

然而，并不是所有 Poland 综合征患者都存在胸廓骨骼异常。在"轻度"Poland 综合征中，只有软组织受累，胸部骨骼完整且完全正常。只有在"中度"(肋骨发育不良)和"重度"(肋骨发育不良)的 Poland 综合征患者中才考虑骨骼重建(图 6.11)。

所有胸部骨骼缺损的患者都需要重建吗？显然不是，重建取决于畸形的严重程度、患者的意愿和外科医生。在 Shamberger 研究的 75 例 Poland 综合征患者中，51 例患者的胸壁完全正常，或有肋骨发育不良的迹象，但未见胸廓缺损。其余 24 例患者存在凹陷型畸形(16 例)或肋骨发育不良(8 例)。这些患者中只有 10 例需要重建，其中有 7 例接受了手术，以纠正胸骨明显旋转和对侧隆突脱臼，只有 3 例患者接受了肋骨移植治疗肋骨发育不良。在 24 例胸部畸形患者中，不到一半的患者需要进行手术治疗。因此，所有肋骨缺失的患者和所有严重的同侧凹陷型畸形的患者都应该进行修复，从而矫正异常胸骨位置和旋转，并替换缺失的肋骨[29]。Haller 强调肋骨移植在肋骨发育不良病例中的重要性，这不仅有助于稳定胸壁，为进一步的重建打下良好的基础，而且有助于防止潜在的肺疝。尽管在幼童身上并不常见，但一旦进入青少年时期或成年期，肺疝可能会成为一个严重的生理问题[30]。

肋骨发育不良可以通过自体肋骨移植来解决，如最初的 Ravitch 手术，可使用带血管蒂肌瓣形式的自体软组织，各种网状物或植入物形式的异物或多种方法的组合(图 6.12)。同侧或对侧自体肋骨移植的使用取决于受累肋骨。在最初的 Ravitch 手术中，除了自体肋骨移植外，还使用涤纶织物来替换缺失的胸内筋膜，为重建增加稳定性。Haller 等注意到，在成长中的儿童中使用大型异物，结合使用同侧带蒂背阔肌瓣和基本结构重建的胸壁缺损修复术，以实现胸壁稳定和没有论据的直接审美重建。在他们的病例中，除了一例女性患者，大多数患者是男性，因此不需要乳房重建 (图 6.13)[30]。这在 Seyfer 2010 年对 63 例 Poland 综合征患者的回顾中得以佐证[2]。

对于希望乳房重建的女性患者，我们提出了一种结合骨骼、肌肉和乳房重建的单阶段手术。对于胸廓完整和正常的患者，在该区域常使用带背阔肌瓣的乳房假体来制造腋前襞和增强软组织填充。

在肋骨发育不良的情况下，如 Haller 所述，如果在基底层重建中使用背阔肌，它将无法覆盖乳房假体，重建可能无法解决锁骨下凹陷的问题。Fokin 和 Robicsek 主张肋骨移植和(或)网状物修复再生障碍性肋骨缺损，同时用背阔肌肌皮瓣和乳房假体分别修复肌肉缺损和乳房发育不良(图 6.14)。

对于未达到 Ravitch 或 Nuss 手术标准的骨骼胸壁畸形，这些审美畸形可通过植入

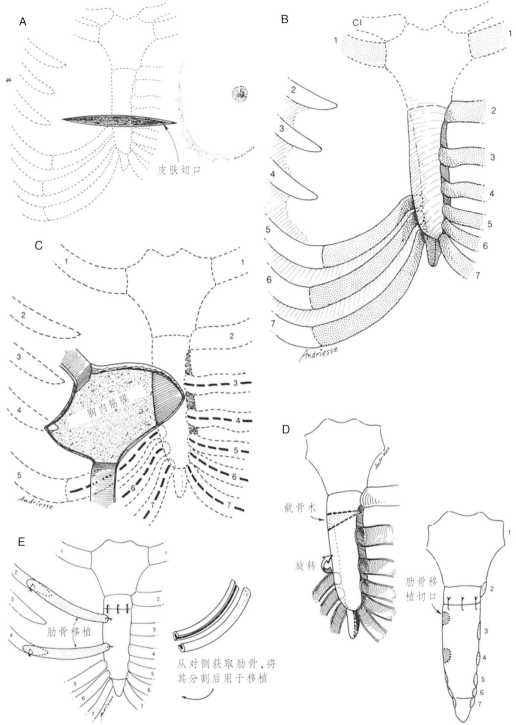

图 6.10　(A) 横切口位于乳头线下方,女性患者横切口位于未来乳腺下皱襞处。(B) 胸骨旋转畸形,受累侧软骨凹陷,对侧隆凸的示意图。(C) 在肋骨发育不良的病例中,胸内筋膜位于皮下组织和胸筋膜的正下方。胸肌瓣在对侧抬高,如有胸筋膜在受累侧抬高。软骨下切除肋软骨如虚线所示。很少必须达到第二肋软骨的水平。(D) 然后在第二肋软骨下方用胸骨横突楔形截骨术。用丝线缝合缺损可以矫正胸骨的后移位和旋转。(E) 对于肋骨发育不良的病例,从对侧第 5 或第 6 肋骨切取分离的肋骨移植物,然后在内侧用钢丝缝合固定到先前形成的胸骨切口中,并用钢丝横向固定到固有肋骨。如图所示,肋骨沿短轴分开,以保持最大机械强度。[Used with permission from Shamberger, RC., Welch, KJ., Upton Ⅲ, J. Surgical treatment of thoracic deformity in Poland's syndrome. J Pediatr Surg. 1989; 24(8): 760–766]

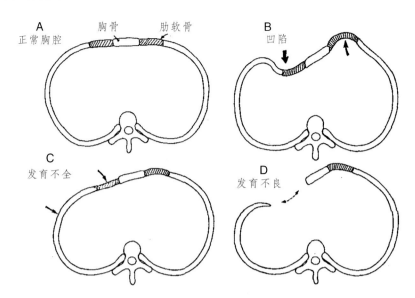

图 6.11 图像所示为 Poland 综合征患者的胸腔异常频率。(A) 最常见的是一个完全正常的胸腔,只有胸肌缺如。(B) 胸壁受累侧旋转时的凹陷,常为胸骨凹陷。对侧常有隆凸。(C)对侧未发育不良,但无明显凹陷。(D) 一根或多根肋骨发育不良,通常与受累侧相邻肋骨凹陷和胸骨旋转有关。[Used with permission from Shamberger, RC., Welch, KJ., Upton Ⅲ, J. Surgical treatment of thoracic deformity in Poland's syndrome. J Pediatr Surg. 1989; 24(8): 760–766]

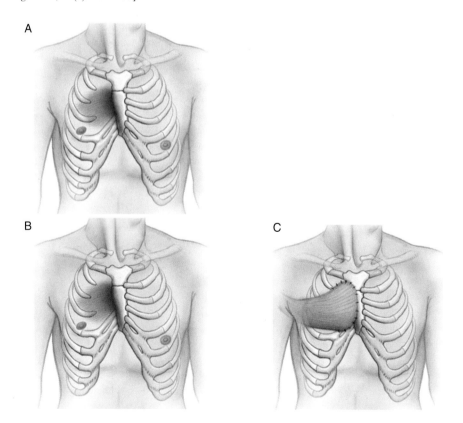

图 6.12 (A)典型的 Poland 综合征患者,表现为右侧胸骨旁缺损和同侧胸肌缺损。(B) 深部缺损的修复可以利用网片来替换缺损或萎缩的软骨和骨。(C) 背阔肌瓣重建腋前襞,纠正软组织的对称性。(Used with permission from Moir,CR;Johnson,CH.Poland's syndrome.Semin Pediatr Surg. 2008;17:161–166)

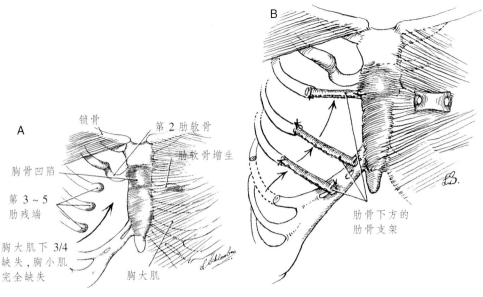

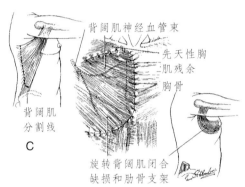

图 6.13　(A)Poland 综合征的右侧解剖,第 3~5 肋软骨缺失,胸骨旋转。(B)从第 6 肋的自体肋骨支架,切除左侧增生的第 3 肋软骨。(C)旋转背阔肌肌皮瓣,增强软组织缺损,并保护胸壁重建。[Used with permission from Haller Jr., AJ.; Colombani, PM.; Miller, D; Manson, P. Early reconstruction of Poland's syndrome using autologous rib grafts combined with a latissimus muscle flap. J Pediatr Surg. 1984; 19(4): 423–429]

物进行处理,以恢复连续性和(或)改善轮廓。合成移植物、生物移植物和自体移植物可以用来治疗继发于轻症骨骼异常引起的凹陷或 Nuss 或 Ravitch 术后残余畸形。

　　柔软的硅胶假体已被广泛用于治疗 Poland 综合征患者的胸部轮廓缺损,其可定制或预制。与自体移植相比,其应用优势在于手术时间短、创伤小、发病率低、患者恢复快。不幸的是,其并发症多见,如种植体滑落或移位,残余轮廓不规则和不适。使用植入物时,挤压也是一个问题,因此,充分的软组织覆盖至关重要。这与 Poland 综合征(胸大肌缺如,以及上覆皮肤和皮下组织薄而不发达)最为相关。因此,柔软的硅树脂假体的优点在于对上覆软组织不足的假体施加的压

力较小。相反,固体材料(如甲基丙烯酸甲酯)还能提供高稳定性,但这可能会覆盖更多的软组织。

　　合成补片或网片已经使用了几十年,在修复各种胸壁缺损,包括 Poland 综合征的胸壁缺损方面取得了很好的疗效。当然,每一个产品都有优缺点。与任何人工植入物一样,主要的优点在于不会造成供体位置损伤。然而,缺点往往是不完全契合。易因感染取出假体,以及粘连导致内脏器官的损伤,常见于复杂和(或)受污染的伤口。

　　生物假体正是为了解决这些问题而研发出来的。脱细胞真皮基质(ADM)取自人体尸体、猪或牛皮肤的全层切片,随后进行脱细胞处理以去除抗原物质。与合成材料相

A

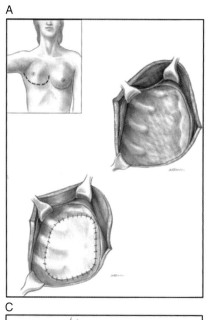

B

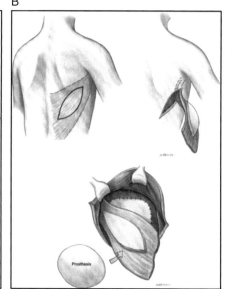

C

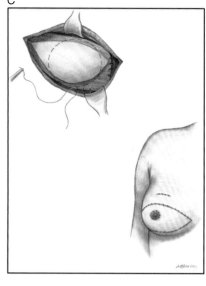

图 6.14　Poland 综合征女性患者单期胸壁及乳房重建术。[Used with permission from Urschel Jr., HC. Poland syndrome. Semin Thorac Cardiovasc Surg. 2009; 21(1): 89–94]

比，生物假体植入后的炎症反应得到缓解，并显示出快速的细胞浸润、血管化和良好的组织吸收，以便治疗更严重的伤口。如果发生感染，ADM 不需要切除而采用更保守的方法，主要采用抗生素和局部伤口护理。主要缺点是皮下积液和 ADM（相对于合成替代品）成本增加。

软组织重建

　　对于 Poland 综合征的男性患者，软组织重建的目标是恢复轮廓缺损和重建缺失的腋前皱襞。在女性患者中，目标是重建乳房的对称性。无论患者是何性别，都有许多重建选择，其中包括：
- 单独植入。
- 带瓣植入。
- 单独皮瓣。
- 自体脂肪移植。

单独植入

　　单独植入应用于部分 Poland 综合征病例。最适于"简单"（"轻微"）的 Poland 综合征男性患者，这部分患者只有软组织缺陷。这类患者使用的多是由柔软的、有黏性的硅胶制成的胸骨植入物，并且可以作为定制或预制的假体使用。其优点在于手术时间短、侵入性小、患者恢复快。

然而，已经有一些并发症的报道。这些并发症包括典型的植入物感染、血肿、浆膜瘤、包膜形成、移位和挤压。因为上覆的软组织本来就很薄或有缺陷，所以要特别关注植入物挤压。

在 Poland 综合征女性患者中，症状较轻的病例可仅选择使用植入物矫正发育不良的乳房畸形。然而，这种方法不适用于更严重的畸形，因为它不能恢复缺损的腋前皱襞，并且不能为植入物提供软组织覆盖。另外，无辅助技术的单纯隆胸会加重锁骨下凹。自体脂肪移植可与植入式重建相结合，以软化锁骨下区，形成腋前皱襞。

虽然在某些病例中，基于植入物的乳房重建可以在单阶段进行，但在 Poland 综合征患者的治疗中，阶段性的方法尤其重要，首先需要插入组织扩张器，然后在中间的组织扩张器扩张后更换最终假体，这在 Poland 综合征患者中疗效良好。通过这种方法，可以建立一个位置精确的乳腺下皱襞，而它在 Poland 综合征患者中通常缺失，这对成功的重建结果也至关重要。通过将 ADM 固定在胸壁所需的乳腺下皱襞水平，创建了一个"内部吊索"来支撑和准确定位假体。ADM 还可以在假体上增加一层覆盖物，这尤其适用于软组织覆盖率很低的情况，如 Poland 综合征。然而，值得注意的是，在重建过程中加入 ADM 所获得的额外容积是可以忽略不计的，但不能消除"单独植入"方法的缺点。

带瓣植入

为了重建腋前皱襞并填充锁骨下区，Poland 综合征女性患者历来采用"带瓣植入"术。带蒂背阔肌通常作为肌皮瓣获得，由于增加了皮肤的软组织，为假体提供更多的空间，以及更多的皮肤覆盖。通过从肱骨中获取肌肉并在较前的位置重新连接，形成腋前皱襞，但同侧背阔肌偶有受累，可能发生缺陷，甚至完全缺失。在这些病例中，可考虑对侧游离背阔肌皮瓣。

背阔肌皮瓣虽然可频繁使用，效果稳定，但仍有缺点。用背阔肌皮瓣来重建一种美学畸形，它会留下一个长而难看的供区瘢痕。尽管内镜手术可将切口最小化，但所有的手术（内镜手术或开放手术）仍然都会不可避免地造成供体部位的畸形，这种畸形被视为腋后皱襞的缺陷。最后，在所有的肌肉转移病例中，都必须考虑到肌肉功能的丧失，而这又形成了背阔肌移植的供区并发症。

网膜瓣是一种可供种植重建的替代皮瓣。经腹腔镜取带蒂大网膜瓣可有效地形成腋前皱襞，消除锁骨下凹陷，减少供区瘢痕。虽然供区的发病率很低，但同时也伴随着所有典型的腹腔镜手术风险。

单独皮瓣

"单独皮瓣"方法可用于 Poland 综合征男性和女性患者。这种方法避免了与植入物相关的并发症。进行单纯的自体重建，视觉效果和触感都更自然，并且能够提高重建效果的疗效。

"仅皮瓣"重建的皮瓣选择因患者性别而异。对于男性患者，最常用的皮瓣是同侧背阔肌。它通过建立腋前皱襞和填充轮廓畸形来实现男性软组织胸壁的重建，并且通过一个相对简单的带蒂入路来实现。与女性患者需要增加组织块不同，男性患者更常用肌瓣，对于男性患者，尤其是轻度骨骼性胸壁凹陷的患者，也可以进行肌皮选择。

虽然经常使用同侧带蒂阔肌瓣，但也可以选择其他皮瓣，以避免背阔肌切除并发症。游离的股前外侧真皮脂肪穿支皮瓣可用于形成腋前皱襞和解决胸部轮廓畸形问题。由于该皮瓣不含肌肉，因此不会导致肌肉功能丧失。

同样，横行股薄肌肌皮瓣也可用于腋前皱襞和锁骨下区。如果设计得当，使用这种小肌肉不会产生明显的瘢痕和供体弱点。

虽然阔肌皮瓣是 Poland 综合征男性患者的主力，但它并不能提供足够的软组织体积来解决女性患者胸壁轮廓畸形和乳房发育不良的问题。如果选择带蒂阔肌或网膜瓣，通常需要用假体隆胸。如果患者想要进行完全自体乳房重建，通常会选择腹部皮瓣来提供所需的体积。

自20世纪70年代末问世以来，自体乳房再造的主力一直是横行腹直肌皮瓣（TRAM）。随着人们越来越重视减少供体部位的损伤，游离的 TRAM 和肌肉疏松的穿支皮瓣的替代物越来越受欢迎。尽管已经有许多穿支皮瓣可以选择，腹部仍然是乳房重建的首选组织来源，最常用的选择是腹壁下深动脉穿支皮瓣（DIEP）。此外，如果患者的解剖结构允许，也可以使用腹壁浅动脉（SIEA）皮瓣。

虽然 DIEP 皮瓣和其他腹部皮瓣已用于 Poland 综合征患者的自体乳房和胸壁重建，但并非所有 Poland 综合征患者都适合采用腹部皮瓣。与乳腺切除术后的患者不同，Poland 综合征患者通常更年轻、更瘦，腹部软组织可能不足以支撑足够大体积的 DIEP 或 TRAM 皮瓣。当腹部的体积不足以进行乳房重建时，有必要对其他供区进行评估。

臀部可作为一个合适的供区。以臀上动脉或臀下动脉为蒂，可切取臀上动脉穿支（SGAP）或臀下动脉穿支（IGAP）皮瓣。尽管不是穿支皮瓣，横行股薄肌肌皮（TMG）皮瓣仍应作为首选治疗选择。单侧或双侧 TMG 皮瓣可用于女性 Poland 综合征患者的乳房

和胸壁的单独或同时重建，并且供体部位发病率低，供区瘢痕不明显。胸背动脉穿支皮瓣是另一种选择，它是替代背阔肌皮瓣的穿支皮瓣。除了肌肉，TDAP 皮瓣的供区并发症轻于阔肌皮瓣，然而，供区瘢痕仍然比 DIEP 或臀动脉皮瓣的替代物更明显，而且常常没有足够的体积来重建乳房。最后，筋膜皮瓣是另一个可以考虑的穿支皮瓣选择。然而，对体型偏瘦的患者来说，组织的体积可能是一个问题，但供体部位的瘢痕并不明显。

自体脂肪移植

自体脂肪移植由 Illouz 于1986年提出，Coleman 于10年后进行了详细报道。自体脂肪注射已成为一种可行且有前景的技术，可解决一系列缺损，从小的轮廓不规则到完整的乳房重建，也被称为脂肪填充或脂肪塑形，它有着自体组织的优势，瘢痕和供区缺陷不明显。它不仅提供了体积，还能诱导受体组织发生良好的变化，从而变得更柔软。

在 Poland 综合征胸壁重建中，自体脂肪注射特别有助于填补锁骨下凹陷，为恢复腋前皱襞的缺失提供容积。Pinsolle 等总结了他们使用自体脂肪注射治疗 Poland 综合征的经验。在他们的8例患者（7例女性，1例男性）中，脂肪填充常用作辅助性技术，以提供额外的体积，并改善传统技术无法单独治疗的轮廓畸形（图6.15）。

自体脂肪注射在乳房重建中效果明显；其不仅可作为一种辅助方法，而且可作为唯一的治疗方法。Delay 等于2010年报告了一例11岁的 Poland 综合征女性患者，介绍了脂肪塑形作为一种新的技术来治疗病变严重的患者。单靠连续的脂肪注射（2年5次）就可以创造出自然形状、敏感性与真实乳房相似的乳房。作者提到的缺点包括长时间的脂肪采集、多次治疗、部分吸收率为30%。然而，在6年随访期内，患者的满意度很高，重

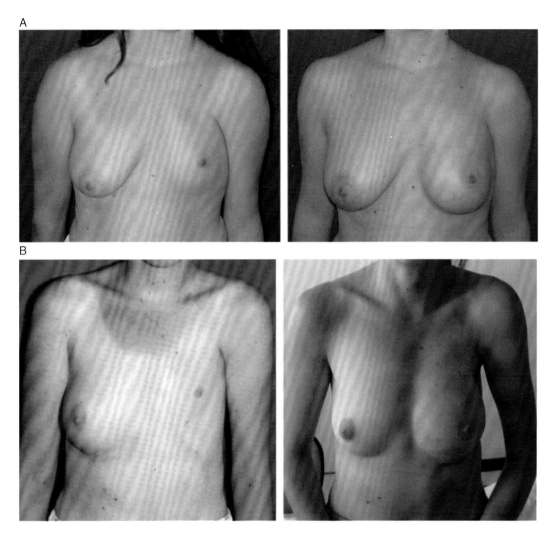

图 6.15　(A)17 岁女性患者，在皮肤扩张后用乳房植入物和两次脂肪注射来填充腋前皱襞和锁骨下凹陷。左：术前视图。右：术后 16 个月的结果。(B)20 岁女性患者，采用背阔肌皮瓣、皮肤扩张后乳房植入物、特制硅胶植入物和一次脂肪注射来填充腋前皱襞。左：术前视图。右：术后 1 年的结果。(Used with permission from Pinsolle, V.; Chichery, A.; Grolleau, J–L.; Chavoin, JP. Autologous fat injection in Poland's syndrome. J Plast Reconstr Aesthet Surg. 2008; 61:784–791)

建结果的实效也得以维持。在这样一个具有挑战性的病例中获得成功，说明了自体脂肪注射的巨大潜力，这是软组织重建领域的一个重大治疗进展。

结论

　　Poland 综合征是一种累及单侧胸部、乳房和同侧上肢的先天性疾病。常见骨骼和软组织畸形的变异，导致疾病的严重程度不等。胸大肌胸肋缺损存在于所有病例中，是该病的病理特征。

　　Poland 综合征手术矫正的目标是改善胸壁的对称性，并在女性患者中重建发育不良的乳房。重建腋前皱襞和软化锁骨下凹陷是取得良好效果的关键。如果存在潜在的骨骼畸形，应予以解决，以便进行上方的软组织重建。

　　然而，值得注意的是，除了特殊情况，Poland 综合征是一种审美畸形。因此，重建的需要是个体化的。患者必须确定畸形对自身的困扰程度，以及进行矫正的意愿程度。外科医生在掌握许多可供选择的手术方法后，可以帮助患者选择最佳的重建方法。应制订一种个体化的方法，权衡潜在的美学收益与各种治疗方案的相关并发症。

以植入物为基础的乳房重建仍然是Poland 综合征女性患者的主要治疗方法。自体脂肪移植可单独使用或与其他技术结合使用，以帮助患者实现最佳重建。

（冯宏响 苏昆松 张军 译）

参考文献

1. Seyfer A, Fox J. Setting the record straight: the real history of Poland's syndrome. Bull Am Coll Surg. 2012;97(3):27–9.
2. Seyfer AE, Fox JP, Hamilton CG. Poland's syndrome: evaluation and treatment of the chest wall in 63 patients. Plast Reconstr Surg. 2010;126(3):902–11.
3. Poland A. Deficiency of the pectoral muscles. Guys Hosp Rep. 1841;6:191–3.
4. Lallemand LM. Absence de trois cotes simulant un enforcement accidental. Éphémér Méd Montpellier. 1826;1:144–7.
5. Leinveber. Lahmung und Atrophie des linken grossen Brustmusckels. Med Ztg Berl. 1837;vi:143.
6. Froriep R. Observation of a case of absence of the breast (in German). Notizen Geb Nat Heilkd. 1839;10:9–14.
7. Clarkson P. Poland's syndactyly. Guys Hosp Rep. 1962;111:335–46.
8. Clarkson JH, Harley OJ, Kirkpatrick JJ. Alfred Poland's syndrome: a tidy little controversy. J Plast Reconstr Aesthet Surg. 2006;59:1006–8.
9. Baudinne P, Bovy GL, Wasterain A. A case of Poland's syndrome (in French). Acta Paediatr Belg. 1967;32:407–10.
10. Fokin AA, Robiscek F. Poland's syndrome revisited. Ann Thorac Surg. 2002;74:2218–25.
11. Moir CR, Johnson CH. Poland's syndrome. Semin Pediatr Surg. 2008;17:161–6.
12. Bavnick JNB, Weaver DD. Subclavian artery supply disruption sequence: hypothesis of a vascular etiology for Poland, Klippel-Feil, and Mobius anomalies. Am J Med Genet. 1986;23:903–18.
13. Merlob P, Schonfeld A, Ovadia Y, Reisner SH. Real-time echo-Doppler Duplex Scanner in the evaluation of patients with Poland's sequence. Eur J Obstet Gynecol Reprod Biol. 1989;32:103–8.
14. Bouvet J-P, Leveque D, Bernetieres F, Gros JJ. Vascular origin of Poland syndrome. Eur J Pediatr. 1978;128:17–26.
15. Beer GM, Kompatscher P, Hergan K. Poland's syndrome and vascular malformations. Brit J Plast Surg. 1996;49:482–4.
16. Soltan HC, Holmes LB. Familial occurrence of malformations possibly attributable to vascular abnormalities. J Pediatr. 1986;108:112–4.
17. Sujansky E, Riccardi VM, Matthew AL. The familial occurrence of Poland syndrome. The National Foundation-Birth Defects: Original Article Series1977;XIII:117–21.
18. Fokin AA, Steuerwald NM, Ahrens WA, Allen KE. Anatomical, histologic, and genetic characteristics of congenital chest wall deformities. Semin Thorac Cardiovasc Surg. 2009;21:44–57.
19. Paladini D, D'Armiento MR, Martinelli P. Prenatal ultrasound diagnosis of Poland syndrome. Obstet Gynecol. 2004;104:1156–9.
20. Al-Qattan MM. Classification of hand anomalies in Poland's syndrome. Br J Plast Surg. 2001;54:132–6.
21. Pryor LS, Lehman Jr JA, Workman MC. Disorders of the female breast in the pediatric age group. Plast Reconstr Surg. 2009;124 Suppl 1:50e–60.
22. Ravitch MM. The operative treatment of pectus excavatum. Ann Surg. 1949;129:429–44.
23. Ravitch MM, Handlesman JC. Lesions of the thoracic parietes in infants and children. Deformities and tumors of the chest wall, abnormalities of the diaphragm. Surg Clin North Am. 1952;1397–1424.
24. Ravitch MM. Poland's syndrome. In: Ravitch MM, editor. Congenital deformities of the chest wall and their operative correction. Philadelphia, London, Toronto: WB Saunders; 1977. p. 233–71.
25. Haller Jr JA, Scherer LR, Turner CS, Colombani PM. Evolving management of pectus excavatum based on a single institutional experience of 664 patients. Ann Surg. 1989;209(5):578–82. Discussion 582–3.
26. Haller Jr JA, Colombani PM, Humphries CT, Azizkhan RG, Loughlin GM. Chest wall constriction after too extensive and too early operations for pectus excavatum. Ann Thorac Surg. 1996;61(6):1618–24. Discussion 1625.
27. Fonkalsrud EW. Open repair of pectus excavatum with minimal cartilage resection. Ann Surg. 2004;240(2):231–5.
28. Nuss D, Kelly Jr RE, Croitoru DP, Katz ME. A 10-year review of a minimally invasive technique for the correction of pectus excavatum. J Pediatr Surg. 1998;33(4):545–52.
29. Shamberger RC, Welch KJ, Upton III J. Surgical treatment of thoracic deformity in Poland's syndrome. J Pediatr Surg. 1989;24(8):760–6.
30. Haller Jr JA, Colombani PM, Miller D, Manson P. Early reconstruction of Poland's syndrome using autologous rib grafts combined with a latissimus muscle flap. J Pediatr Surg. 1984;19:423–9.

第 7 章

胸骨裂和胸部畸形

Luis Godoy，Gary Raff

概述

胸骨的解剖和发育有许多变异。其中大多数并不会显著改变胸部的生理功能，因此在临床上并不重要，但也有患者需要在生命早期进行外科手术治疗的情况。在本章中，我们将回顾正常的胸骨发育、先天性胸骨畸形及其治疗，以及获得性胸骨畸形。许多先天性胸骨畸形通常与其他疾病相关，这些疾病会导致其他中线结构或胸腔器官的发育异常。

正常的胸骨发育

胸骨发育开始于妊娠的第 6 周，最初为两片胸骨板在中线处融合[1,2]。融合从头到尾进行，直到妊娠的第 10 周完成。融合后，在接下来的 20 周左右，骨段进一步发展为 4~5 个骨段。最上位置的骨段形成胸骨柄，其余靠下位置的骨段最终在儿童时期沿着尾端向头端方向融合(图 7.1)。

在正常的生长和发育过程中，主要的骨化中心扩大并融合形成成人胸骨体，而最上层的骨化中心形成胸骨柄。此过程在体格生长发育完成后结束。在发育的各个时间点，这个过程可能会由于发育的停滞或环境因素的改变而受到干扰，从而导致缺损。

融合失败或胸骨板形成失败会导致胸骨缺损，这些缺损可能会发生在胸骨的任何位置。如果胸骨中的小区域融合失败则会形成胸骨孔，如果它们是向上或向下延伸，或者完全无法融合则形成胸骨裂。上胸骨裂的主要原因是胸骨柄发育不良，而不是胸骨板融合缺损。在妊娠 30~33 周时，可以通过超声看到 4~5 个骨化中心，并可以在此时识别出胸骨裂[3]。

相关疾病

胸骨缺损虽然少见，但与威胁生命的先天性胸腹器官畸形有很强的关联性。胸骨缺损一旦出现，应对胸腹进行全面评估和遗传评估。我们已知广泛的畸形会涉及胸骨、心脏、脉管系统和上腹壁。心脏畸形可能包括室间隔缺损、右心室双出口、瓣膜病变和锥形异常(例如，法洛四联症)，以及左心发育不良综合征。在 20 世纪 50 年代就曾发现了中线缺损与心脏病之间的关联。这个发现由 Cantrell 在 1958 年首次记载，主要包括中线脐上胸腹壁缺损、下胸骨缺损、膈肌心包缺损、前肌缺损，以及各种心内畸形[4]。我们现在将这组缺损称为 Cantrell 五联症。当时提出的机制是外侧中胚层褶皱无法迁移到中线，导致胸骨和腹部缺损，以及前膈肌和心

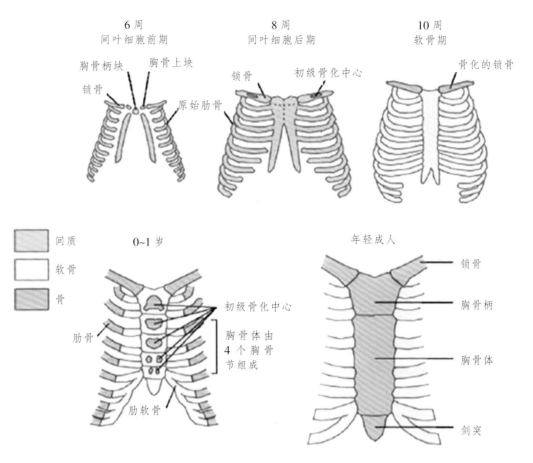

图 7.1 人的胸骨发育。从出生到体细胞生长完成。[From van der Merwe,A.E.,et al.,A review of the embryologi cal development and associated developmental abnormalities of the sternum in the light of a rare palaeopathological case of sternal clefting. Homo,2013. 64(2)：p. 129–41]

包缺损。胸骨和腹壁缺损会导致器官疝出，从而导致异位心和脐疝。对此产生作用的一个或多个基因已定位到 X 染色体（Xq25~Xq26）。该综合征的估计发病率是每百万活产新生儿中出现 5.5 例[5]。完整的 Cantrell 五联症诊断极为罕见。大多数诊断病例被分类为不完全变异，患者符合 5 个标准中的 3 个或 4 个[6]。此外，一些病例记录了胸骨畸形与其他血管异常和血管发育不良的关联，如升主动脉瘤、主动脉缩窄和冠状动脉口异常[7]。对正常胸壁发育很重要的中胚层也可能在动脉圆锥的形成中起作用。

胸骨缺损也可能与浅表颅面血管病变有关。与这种情况相关的临床特征包括皮肤颅面血管瘤、胸骨裂、萎缩性腹正中线从胸骨缺损延伸至脐部，以及腔内脏器的相关血管畸形（如呼吸道和内脏器官）[8]。该疾病谱可能代表了 PHACES 综合征（后颅窝畸形、血管瘤、动脉异常、心脏缺损、眼部异常、胸骨裂和脐上裂）的一部分。应对患有胸骨畸形和血管瘤的儿童仔细评估心脏、眼科和神经系统的畸形。该综合征具有 X 连锁遗传模式，因此在女性患者中比在男性患者中更常见（8:1）。

诊断

胸骨畸形很容易在出生时通过体检诊

断出来。最明显的发现是局部胸骨裂处的皮肤隆起，以及完全性胸骨裂情况下的心前搏动。在下位胸骨裂中经常看到上述状况，并进行产前诊断。如上所述，胸骨缺损与其他威胁生命的畸形有关，因此，诊断调查可用于排除那些相关畸形。据报道，超声检查已被广泛用于评估胎儿发育及早期诊断。二维和三维超声检查已用于早期诊断及转诊至医疗中心[9,10]。

胸骨裂

　　胸骨畸形的确切发病率尚不清楚，但男女患者比约为 1:2[11]。在大多数情况下，患有胸骨裂的婴儿没有症状，可进行外科手术修复，以提供下层心脏的保护层。这组先天性胸壁畸形中最常见的畸形是由于胸骨板的胚胎融合失败造成的。胸骨裂可以是完全裂，也可以是部分裂。在最近对先天性胸骨异常的回顾分析中，有 67% 为上级裂孔，19.5% 为完全裂孔，11% 为下级裂孔，2.5% 为胸骨裂孔[11]。胸骨裂孔通常被视为其他罕见综合征的一部分，如 PHACES 综合征、Cantrell 五联症、胸骨畸形/血管发育不良，以及其他中线缺损[11]。参见图 7.2。

　　手术修复胸骨裂是为了保护胸部或腹部内脏器官所进行的。文献[11]中记录了许多不同的闭合方法，这说明了这些病变的表现和解剖学变异性很大。有报道称，用自体组织和假体修复材料进行修复疗效良好。尽管原发性闭合和修复更佳，但如果患者愿意，也可以选择该手术方式。参见表 7.1。

体外心

　　在这种情况下，该病中的心脏错位在胸腔外，并且没有皮肤或其他躯体结构覆盖，通常被称为"裸心"。该病由 Stensen 在 1671

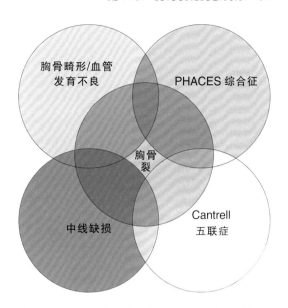

图 7.2　胸骨裂的罕见合并症。[From Torre, M., et al., Phenotypic spectrum and management of sternal cleft: literature review and presentation of a new series. Eur J Cardiothorac Surg, 2012. 41(1): p. 4–9]

表 7.1　胸骨裂的修补方式*

手术方式	n=70(%)	n=70(%)
仅一期闭合	27(38.6)	4(57.14)
一期闭合加骨瓣	14(20.0)	–
一期闭合加滑膜软骨切开术	10(14.3)	–
一期闭合加软骨切除	4(5.7)	–
移植骨植入	7(10.0)	–
假体闭合	5(7.1)	3(42.86)
肌皮瓣	2(2.9)	–
分两期闭合	1(1.4)	–

*Adapted from Gaslini [2]

年首次报道，而第一次成功修复是 1975 年由 Koop 在费城儿童医院完成的。据报道，该患者直到 1995 年仍然健在，虽然因为用于重建前胸壁的修复材料问题接受了多次手术。心尖部往往起自头前侧,并且通常具有内在异常。胸骨缺损可以是上段、下段或完全缺损。在极少数情况下,心脏可能会通过胸骨中央部分的缺损突出。被覆体壁组织的缺乏,以及胸腔发育不良,使得手术矫正非常困难。曾有报道几例在分期手术后的幸存病例[12](图7.3)。病变的罕见及手术时效性使得这类患者的管理十分复杂。最典型的问题就是这类患者在发育不良的胸腔内无法耐受重新安置心脏,从而导致死亡。腹壁缺损合并异位心有很多种类型[13,14](表7.2)。

颈部体外心

颈部体外心极为罕见,这种情况下心脏移动到颅骨的位置,有时心尖部会与口腔融合。这些患者通常患有严重的颅面畸形,并经常出现其他畸形情况。该病预后极差,迄今没有幸存者的报道。

胸腹体外心

心脏通常由一层薄膜或皮肤层覆盖。该病存在下部胸骨缺损,心脏可位于胸腔内或

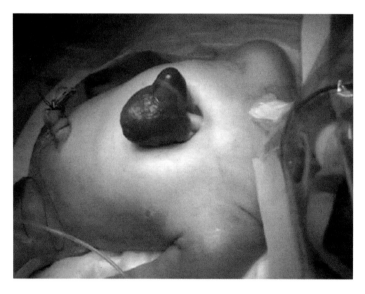

图 7.3 全胸心脏异位。[From Alphonso, N., et al., Complete thoracic ectopia cordis. Eur J Cardiothorac Surg, 2003. 23(3): p. 426–8]

表 7.2 体外心相关异常[6]

胸骨缺损	病例数	腹壁缺陷	病例数	未报道
完全消失	10	脐突出	40	
剑突缺损	10	腹直肌分离	15	
胸骨柄缺损	3	腹脏突出	8	
胸骨体缺损	10	脐疝	3	
部分缺损	2			
下 1/3 胸骨缺损	24			
下 2/3 胸骨缺损	11			
胸骨二分开裂	10			
总计	80	总计	66	71

移入腹腔。心脏内结构往往异常,但无心脏旋转不良[15]。该畸形经常作为罕见综合征(如Cantrell 五联症)的一部分出现。Cantrell 将该综合征定义为有 5 种特征性表现,包括脐疝、前膈疝、胸骨裂、体外心和心内缺损[4]。胸腹体外心要比胸部体外心更容易修补,也有着更好的长期生存。该病经常出现心室憩室,并伴有脐疝和胸骨裂[16](图 7.4)。

外科手术修复包括重建胸壁、腹壁、膈肌,同时修复先天性心脏病。

胸骨畸形的治疗

绝大多数胸骨裂病例在出生时就被发现了。对于轻微胸骨裂的无症状患者,可选择保守治疗和观察。对较大范围的胸骨裂,手术矫治可以保护心脏和大血管,改善呼吸动力学和胸部发育,同时具备手术指征。

完全胸骨裂

无论有无症状,完全胸骨裂都应该接受手术修复。矫正胸骨裂的手术类型取决于患者的年龄。一期修复用于新生儿期,因为这

个时期胸壁的柔韧度最大,而且对胸壁下的脏器压迫最小。在出生的第一个月内可以改善缺损,同龄患儿中正中胸骨切开术后关闭胸骨和切口时,要特别注意上覆皮肤,如果有异常,可能需要切除[17]。Ballouhey 等提出了一个类似的手术方式。这个手术采用正中切口。如果胸骨裂上面的皮肤直接接触心包,则需要切除。将两个胸骨半切开,并与心包分离,以保护膈神经,将胸骨表面两侧游离至与肋间的交界处。在左侧胸骨板的前缘和右侧胸骨板的后缘做切口,暴露下面的软骨,并得到两个软骨膜瓣。然后用间断缝合将两个软骨瓣拉近。在缝合之前,密切监测数分钟心脏(心率、收缩压和中心静脉压)和呼吸(潮气量和平台压)情况,以排除胸腔间室综合征。用可吸收缝合线将两个软骨膜瓣与对侧胸及骨瓣的软骨膜瓣缝合起来,从而形成双层软骨膜。然后关闭皮下组织和皮肤[18]。见图 7.5 和图7.6。

胸骨裂患者可能在新生儿后期、儿童晚期甚至青春期才出现症状[19]。通常在 3 月龄后,这个时候胸壁变得僵硬,此时需要更严格和更复杂的修复技术[20]。手术修复方式取决

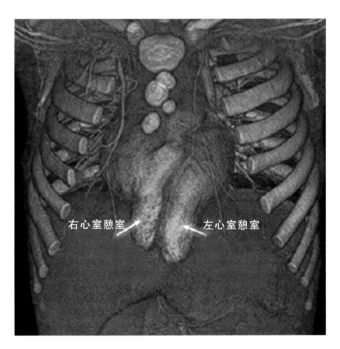

右心室憩室 　　左心室憩室

图 7.4　Cantrell 五联症中的心室憩室。[Nagashima, M., T. Higaki, and A. Kurata, Ectopia cordis with right and left ventricular diverticula. Heart, 2010. 96 (12): p. 973]

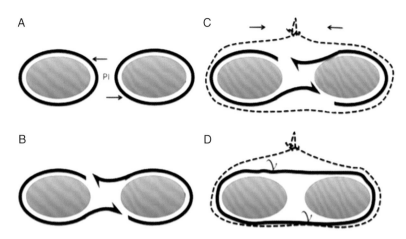

两个胸骨半的冠状位视图。(A)非对称软骨膜切口(PI)。(B)轻轻揭开两个软骨膜瓣。(C)不可吸收缝线间断缝合(虚线)拉近两个胸骨半。(D)将软骨膜瓣与对侧缝合。

图 7.5　完全胸骨裂中制作软骨膜瓣。[Ballouhey,Q.,et al.,Primary repair of sternal cleft with a double osteochondroplasty flap. Interact Cardiovasc Thorac Surg,2013. 17(6)：p. 1036–7]

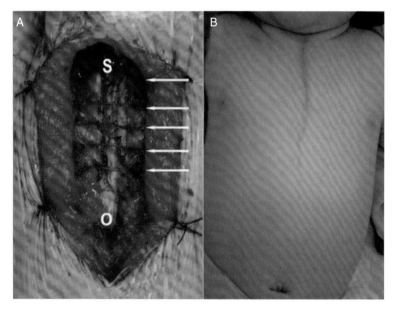

图 7.6　一期修复完全胸骨裂。(A)胸骨重建术后的术中视图。O：骨切开的位置。箭头：肋间不可吸收缝合线间断缝合。S：软骨膜表明缝合。(B)术后美容效果的照片。胸骨裂一期修复术后 4 周随访。[Ballouhey,Q.,et al.,Primary repair of sternal cleft with a double osteochondroplasty flap. Interact Cardiovasc Thorac Surg, 2013. 17(6)：p. 1036–7]

于就诊年龄、缺损大小、并发症和生理学上能否耐受修复。修复技术包括肋软骨滑动成形术、利用自体组织,或假体材料弥补间隙。

部分胸骨裂

修复二分叉胸骨最好采用超过缺损长度的纵向切口。皮下组织下方即是胸骨,胸大肌在胸骨两侧。在胸骨后将胸内筋膜从胸骨上钝性分离,以保证缝合安全。在胸骨分叉的下角切除一个楔形软骨块,以帮助两个软骨板上半部分相互并拢,从而拉近两个胸骨板。用间断缝合来关闭缺口[21](图 7.7)。

复杂的前胸壁畸形

此类畸形包括 Cantrell 五联症、体外心、联体双胎和其他在其他章节中讨论的疾病

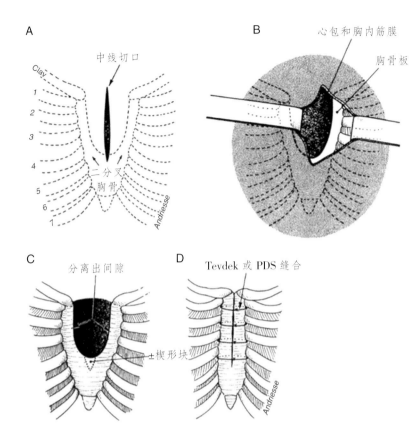

图 7.7　胸骨裂一期闭合技术。[Shamberger, R.C. and K. Welch, Sternal defects. Pediatr Surg Int, 1990(5):p. 156164]

（如鸡胸、Poland 综合征）。顾名思义，这些畸形伴有多器官系统的异常。通常骨骼肌、心脏、肺等器官系统受累，但是其他系统，如肝脏、胃肠道等系统也可以直接受累。这些患者对于外科医生来说是一个挑战，同时对患者的围术期治疗和护理也是一个挑战。每个病例都不尽相同，并且常常是很独特的。因此，我们将介绍一个针对这些患者的整体治疗方式。

　　初始治疗旨在稳定和避免内脏暴露损伤。必须全面评估所有可能受累的器官系统，常需完善 CT、MRI 和超声心动图等评估检查，包括小儿麻醉科、小儿外科、小儿心脏外科，以及小儿重症监护、小儿心脏专家在内的多学科讨论合作是必需的。一旦诊断了所有的畸形，手术修复必须聚焦于以下几点：①建立正常或可存活的心脏生理学依据；②提供正常的或存活的肺生理学依据；③保护胸腹内脏；④确定可能出现的术后问题，以便采取前瞻性预防或缓解措施。下面将通过两个病例阐述我们的治疗方法。

病例 1

　　一例新生儿患有腹壁脐上搏动性肿块，有脐疝，无呼吸困难，氧饱和度正常。胸部 X 线片显示右位心，超声心动图显示一个从左心室尖延伸到腹腔的左心室憩室。CT 扫描显示胸骨下裂、腹侧膈肌疝、心包尖端缺损和上述左心室憩室。该患者诊断为 Cantrell 五联症，预期并发症包括憩室绞窄、腹部内容物疝入胸和关闭胸骨裂时血流动力学不稳。制订了以下手术计划来解决上述问题：①正中胸骨切开，向下延长切口至脐疝位置，切除左心室憩室；②修复膈肌并关闭腹壁；③通过使用一部分膈肌覆盖下胸骨裂来修复合并中线胸骨切口和膈疝缺损。虽然术后心脏不在胸内正常的位置,但心脏功能是生理正常的[22]。

病例2

共用腹壁和肝脏的脐部联体双胎。术前检查包括 CT、腹部超声和超声心动图。多学科团队的整体评估检查,包括小儿外科、小儿麻醉、小儿心脏外科、小儿心脏科和小儿整形外科。联体双胎的心房之间有一条共用的静脉,心包也是共用的。预期并发症包括:由于位置改变,可能导致静脉流入梗阻和动脉流出梗阻,以及心脏关闭时对心脏造成的明显压迫,这可能会造成关闭切口困难。肝脏可以被分离,静脉也可以被分开,并且其中一个婴儿的尾部有些移位,但心脏处在相对正常的位置。正式分离之后,两个婴儿的膈肌都可以得到修复,在心脏尾部稍移位的婴儿中,可以在最低限度地影响血流动力学的基础上,关闭腹壁缺损和心包。然而,在另一对联胎中,腹壁缺损更大,心脏的位移是一个极大的挑战,当尝试将其放置在胸腔内时,即使稍微移位心室,但还是有明显的心搏节律变化(具体见 X 线片)。进一步评估发现,肺静脉和全身静脉的扭转是造成这种情况的主要原因。我们广泛移动了静脉结构以缓解这种症状,使心脏能够缓慢旋转以关闭切口。不幸的是,这导致术后出现了一个十分危险的情况,患儿对位置的改变非常敏感,并最终死于心搏骤停。

胸部联胎

腹部联体双胎相当罕见,正如前文所述,其治疗也是极具挑战性的。许多病例因为多腔心脏等复杂的心脏畸形而无法成功分离。同时,患者需要接受全面的检查和评估,并且家属应充分知情手术风险和预期并发症。在腹部联胎中,先天性心脏病的发病率很高,坐骨联胎为 10%,胸部联体双胎为 100%。上述的第二个病例就充分证实了这些患者手术成功在于能否分离这些重要脏器,并尽量避免累及这些器官。

获得性胸骨疾病

除胸骨创伤外,绝大多数获得性胸骨病变是由先前手术干预造成的。其中最常见的是正中胸骨切开术后胸骨骨不连或胸骨感染。虽然深入研究该疾病及其病因多年,也取得了部分进展,但发生率依旧如前。Ravitch 手术后,胸骨的血液供应受到影响,从而导致胸骨生长不良,甚至胸廓营养不良。现在这个 Ravitch 手术的并发症已经很少见,因为我们主要将这一手术应用于胸骨主体生长发育已经完成的青少年。胸骨肿瘤也属于该类获得性疾病,但是由于在胸壁肿瘤的章节中已经介绍,在此便不再重复。

胸骨骨折

胸骨和胸壁的创伤可由任何前胸壁的钝性损伤导致,如机动车事故、枪伤,甚至心外按压[23,24]。治疗的主要内容与其他骨科创伤相似,包括有明显脱位或胸骨不稳造成的刚性固定和稳定。胸骨损伤需要考虑的特殊情况之一是疼痛治疗。疼痛控制不充分已被证明会导致显著的肺部并发症[25]。因此,大多数治疗方案中都会包含局部阻滞控制疼痛,以及早期刚性固定,以帮助减轻疼痛和尽早使患者恢复行走和活动能力。

胸骨固定的方法有很多,包括缝线或金属线固定,以及可以永久或可吸收的钢板系统。每种技术各有其优缺点。没有适用于每例患者的最佳技术,因此,外科医生必须熟悉各种技术才能为患者提供最好的治疗。在我们医疗中心,类似于采用胸骨正中切开术闭合,通常采用标准胸骨线来治疗纵向骨折或切口。如果担心线束穿进胸骨,可考虑外科手术的"拉链扣"或不可吸收的钢板和螺钉。对于其他骨折,我们通常会使用钢板和螺钉。可吸收和不可吸收钢板和螺钉我们都使用过。有很多胸骨骨折术后的患者因为胸壁疼痛来我们医疗中心就诊,并在检查之后发现他们装有肋骨骨折固定器。因此,我们不建议利用肋骨固定器来稳定胸骨,或者如果使用了这种肋骨固定器,建议在胸骨愈合后取出。

胸骨感染

尽管大多数胸骨感染的患者都有正中胸骨切开术既往史,仍有从未接受过正中胸骨切开术的患者患有胸骨骨髓炎[26]。如果患者出现典型症状,包括肿胀、红斑、发热等,则在临床上诊断为胸骨感染。在接受过正中胸骨切开术的患者中,胸骨不稳定(即患者主诉有"咔嗒"声,或者深呼吸和咳嗽时的"咔嗒"声)在胸骨感染患者中很常见。可通过 CT 或 MRI(或骨扫描)确认,并将致病微生物分离出来,以便提供适当的治疗。经过之前的治疗,绝大多数微生物为葡萄球菌和大肠杆菌。在肺炎和尿路感染及医院获得性感染中,并发症患者中少见肺炎克雷伯杆菌。多种微生物混合感染多见于糖尿病患者。

胸骨感染的治疗首先要确定导致感染的病原体。在原发性感染中,可能不需要清创。在典型的正中胸骨切开术后感染中,局部需要清创到活性组织,然后决定闭合方案。为了实现这一目标,现已有许多不同的研究策略和构想,但没有一种合理的手术方式或方案值得推荐,因为意见不一致或无随机前瞻性研究帮助指导选择[27-34]。成功治疗感染的关键因素在于使用真空系统或冲洗系统进行初步伤口治疗,以根除感染、充分清创,胸骨的闭合或者用活性组织替代胸骨(肌瓣或网膜),以及在引流管上方有足够的软组织覆盖。这些感染的发病率、死亡率和治疗费用都非常高。

结论

胸骨裂和胸部畸形很少见。不改变生理功能的轻微畸形可以进行观察治疗。严重畸形会导致胸部脏器暴露,应进行手术治疗。通常还伴有其他需要处理的并发症。

(温焕舜　田周俊逸　译)

参考文献

1. Mekonen HK, et al. Development of the ventral body wall in the human embryo. J Anat. 2015;227(5):673–85.
2. van der Merwe AE, et al. A review of the embryological development and associated developmental abnormalities of the sternum in the light of a rare palaeopathological case of sternal clefting. Homo. 2013;64(2):129–41.
3. Pasoglou V, et al. Sternal cleft: prenatal multimodality imaging. Pediatr Radiol. 2012;42(8):1014–6.
4. Cantrell JR, Haller JA, Ravitch MM. A syndrome of congenital defects involving the abdominal wall, sternum, diaphragm, pericardium, and heart. Surg Gynecol Obstet. 1958;107(5):602–14.
5. Carmi R, Boughman JA. Pentalogy of Cantrell and associated midline anomalies: a possible ventral midline developmental field. Am J Med Genet. 1992;42(1):90–5.
6. Toyama WM. Combined congenital defects of the anterior abdominal wall, sternum, diaphragm, pericardium, and heart: a case report and review of the syndrome. Pediatrics. 1972;50(5):778–92.
7. Padalino MA, et al. Giant congenital aortic aneurysm with cleft sternum in a neonate: pathological and surgical considerations for optimal management. Cardiovasc Pathol. 2010;19(3):183–6.
8. Hersh JH, et al. Sternal malformation/vascular dysplasia association. Am J Med Genet. 1985;21(1):177–86, 201–2.
9. Yang TY, et al. Prenatal diagnosis of pentalogy of Cantrell using three-dimensional ultrasound. Taiwan J Obstet Gynecol. 2013;52(1):131–2.
10. Izquierdo MT, Bahamonde A, Domene J. Prenatal diagnosis of a complete cleft sternum with 3-dimensional sonography. J Ultrasound Med. 2009;28(3):379–83.
11. Torre M, et al. Phenotypic spectrum and management of sternal cleft: literature review and presentation of a new series. Eur J Cardiothorac Surg. 2012;41(1):4–9.
12. Dobell AR, Williams HB, Long RW. Staged repair of ectopia cordis. J Pediatr Surg. 1982;17(4):353–8.
13. Leca F, et al. Extrathoracic heart (ectopia cordis). Report of two cases and review of the literature. Int J Cardiol. 1989;22(2):221–8.
14. Alphonso N, Venugopal PS, Anderson D. Complete

thoracic ectopia cordis. Eur J Cardiothorac Surg. 2003;23:426–8.

15. Major JW. Thoracoabdominal ectopia cordis; report of a case successfully treated by surgery. J Thorac Surg. 1953;26(3):309–17.

16. Nagashima M, Higaki T, Kurata A. Ectopia cordis with right and left ventricular diverticula. Heart. 2010;96(12):973.

17. Firmin RK, Fragomeni LS, Lennox SC. Complete cleft sternum. Thorax. 1980;35(4):303–6.

18. Ballouhey Q, et al. Primary repair of sternal cleft with a double osteochondroplasty flap. Interact Cardiovasc Thorac Surg. 2013;17(6):1036–7.

19. Yavuzer S, Kara M. Primary repair of a sternal cleft in an infant with autogenous tissues. Interact Cardiovasc Thorac Surg. 2003;2(4):541–3.

20. Fokin AA. Cleft sternum and sternal foramen. Chest Surg Clin N Am. 2000;10(2):261–76.

21. Shamberger RC, Welch K. Sternal defects. Pediatr Surg Int. 1990;5:156–64.

22. Di Bernardo S, Sekarski N, Meijboom E. Left ventricular diverticulum in a neonate with Cantrell syndrome. Heart. 2004;90(11):1320.

23. Olds K, Byard RW, Langlois NE. Injuries associated with resuscitation—an overview. J Forensic Leg Med. 2015;33:39–43.

24. Kralj E, et al. Frequency and number of resuscitation related rib and sternum fractures are higher than generally considered. Resuscitation. 2015;93:136–41.

25. Thomas KP, et al. Ultrasound-guided parasternal block allows optimal pain relief and ventilation improvement after a sternal fracture. Pain Ther. 2016;5(1):115–22.

26. Young Ann J, et al. Sternal osteomyelitis with a mediastinal abscess caused by Gemella morbillorum following blunt force trauma. Intern Med. 2013;52(4):511–4.

27. Vaziri M, Jesmi F, Pishgahroudsari M. Omentoplasty in deep sternal wound infection. Surg Infect (Larchmt). 2015;16(1):72–6.

28. Eburdery H, et al. Management of large sternal wound infections with the superior epigastric artery perforator flap. Ann Thorac Surg. 2016;101(1):375–7.

29. Caballero MJ, et al. Aspergillus mediastinitis after cardiac surgery. Int J Infect Dis. 2016;44:16–9.

30. Seng P, et al. Osteomyelitis of sternum and rib after breast prosthesis implantation: a rare or underestimated infection? IDCases. 2015;2(1):31–3.

31. Marano AA, Feintisch AM, Granick MS. Omental flap for thoracic aortic graft infection. Eplasty. 2015;15:ic41.

32. Listewnik MJ, et al. The use of vacuum-assisted closure in purulent complications and difficult-to-heal wounds in cardiac surgery. Adv Clin Exp Med. 2015;24(4):643–50.

33. Lee JC, Raman J, Song DH. Primary sternal closure with titanium plate fixation: plastic surgery effecting a paradigm shift. Plast Reconstr Surg. 2010;125(6):1720–4.

34. Lee JH, et al. Primary sternal osteomyelitis caused by actinomyces israelii. Korean J Thorac Cardiovasc Surg. 2015;48(1):86–9.

第 8 章

胸壁肿瘤

Sabrina A. Oldfeld、Elizabeth A. David

概述

胸壁的肌肉骨骼结构保护胸部和纵隔脏器,同时参与呼吸运动。其复杂的解剖结构有助于发挥功能,但也使其易受多种病理因素的影响。因此,胸壁肿瘤的诊断和治疗有一定的挑战性。胸壁肿瘤具有全面的鉴别诊断,包括胸腔内病变的局部扩展、系统性疾病或炎症反应、转移性肿瘤,以及少见的原发性胸壁肿瘤,其病理类型可以是良性的,也可以是恶性的。其中超过 50% 是恶性肿瘤,通常由邻近的胸部肿瘤直接侵入或引起转移[1]。总的来说,原发性胸壁肿瘤在胸部恶性肿瘤中所占比例不到 5%,并且可以来源于胸壁的所有解剖结构,因此在病理类型上差异很大[2,3]。本章总结了胸壁肿瘤的病理、诊断标准和治疗方式。

临床评估

症状体征/临床表现

由于胸壁肿瘤的病因多种多样,临床表现也各不相同。评估应该从全面的病史询问和体格检查开始。胸壁肿瘤可能表现为有症状或无症状,其中超过 20% 是在胸部 X 线片上偶然发现的[4]。疼痛是胸壁良恶性病变最常见的症状,通常是压迫或侵入骨骼的征象。胸壁肿瘤常表现为可触及的、逐渐增大的肿块,伴有疼痛。胸壁肿瘤的发病年龄差异很大,年轻患者常见较小的良性肿瘤,而老年患者常见体积较大、更具侵袭性的肿瘤[4]。尽管肿瘤的发生无年龄差异,但在高龄或幼年时发现恶性的可能性较大[3]。由于没有明确的症状或体征可以区分良性与恶性病变,更增加了诊断的难度[3]。症状有时可以提示病变的位置,例如,神经结构受累时可能导致肌肉麻痹、肢体无力。

诊断

为了保证手术的效果,正确的诊断、术前分期和手术计划是必不可少的。鉴于组织学来源广泛,很有必要综合影像学检查、病灶和临床信息做出诊断,而不是单凭影像学检查[5]。

影像学检查

胸部 X 线片:仅凭胸部 X 线片难以诊断。如前所述,20% 以上的胸壁肿瘤是在胸部 X 线片上偶然发现的[5]。胸部 X 线片通常是首选的检查方式[6]。胸部 X 线片不仅可以显示病灶和大小,还可以检测钙化、骨化或骨质破坏,但在其他方面展示的细节有限。

因此,通常需要辅助其他检查,CT 和 MRI 是最有用的检查方法(图 8.1)。

CT:如果使用对比剂,还可以提供有关肿瘤血供、位置和成分的信息,评估肿瘤侵入范围、受累组织,以及皮质骨的受累情况。CT 比 MRI 能更好地确定软骨基质钙化,这有利于术前规划[6]。还可通过 CT 引导下穿刺活检来确定病理类型。活检方案应与外科医生讨论得出(图 8.2)。

MRI:MRI 具有良好的组织分辨能力和多平面图像采集能力,可以获得准确的组织特征,是一种重要的评估工具[5,7]。MRI 能够准确地评估脊柱及软组织的受累特征,进一步区分血管、软组织和神经受累的情况[3,6,8](图 8.3)。

正电子发射断层扫描(PET):标准摄取值(SUV)在临床中有一定意义,但尚未正式确定为评估胸壁病变的标准诊断方法[9,10]。有一些研究表明,PET 可以更准确地评估直径>5.5cm 的肿瘤侵入范围[10,11]。尽管在评估胸壁肿瘤时,PET 并不是一种常见的影像学检查方法,但它在文献中出现的频率似乎越来越高。Petermann 等最近的一项小型研究发现,PET 显像在确定胸壁肿瘤的范围方面

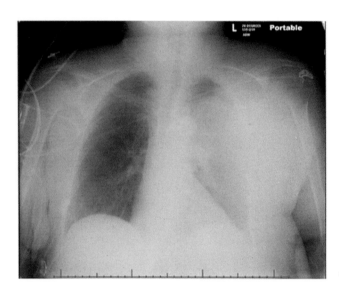

图 8.1 胸部 X 线片显示左胸壁巨大肿瘤伴广泛坏死的低分化癌。

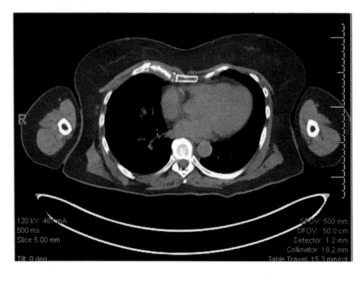

图 8.2 轴位 CT 显示胸壁肉瘤侵入右前第三肋骨致其骨质破坏。

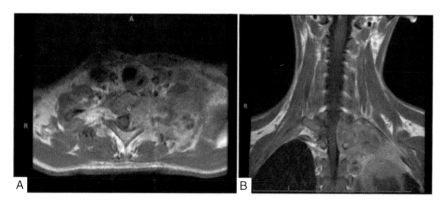

图 8.3　MRI 显示霍奇金淋巴瘤侵入胸椎导致脊髓移位和肋骨破坏。(A)轴位。(B)冠状位。

优于 CT，但是需要更大规模的前瞻性研究明确其诊断价值[11]。PET 有助于确定某些恶性疾病是局限性还是播散性(图 8.4)。

　　超声(US)：最近有文献证明，超声可以更清楚地界定肿瘤的边缘[6,10,12]。超声可准确评估肿瘤的侵袭或扩散程度，有助于术前规划，以确保切缘呈阴性[10]。Caroli 等对 8 例胸壁肿瘤患者进行超声检查，观察到肺部超声可以准确预测胸壁肿瘤对肺的侵入情况，而其他影像学检查方法难以确定[12]。

活体标本检查(活检)

　　在大多数情况下，仅凭影像学特征不足以做出明确的诊断，因此需要组织学评估。获得组织诊断的合适方式包括针吸活检、切开活检及切除活检[9]。取活检的方法取决于病变的大小、位置、切除范围、重建需求，以及是否存在相关合并症。通常，直径 5cm 以下的病灶会根据疑似病理类型和手术中心位置进行切除活检[2,3,10]。对于直径>5cm 的肿瘤，考虑到手术切除范围较大，并且重建难度大，术前最好能得出明确的病理诊断结果。因此，直径>5cm 的病灶可进行针吸活检或切开活检以明确诊断，以便制订手术计划[2,3,10]。针吸活检可以确定良恶性病变，但可能无法获得足够的样本用于进一步的组织学分析或基因检测。

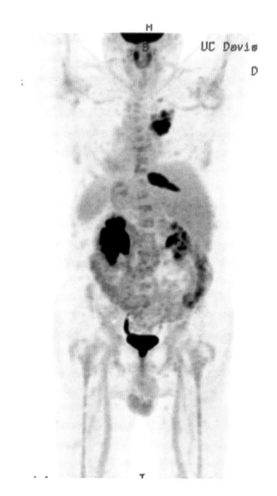

图 8.4　PET/CT 右侧第 10 肋高度浓聚提示非小细胞肺癌孤立性骨转移。

　　在进行任何活检之前，必须考虑整个治疗计划，以确保活检位置合适。在活检过程中,尽量避开正常组织以防止肿瘤扩散。如果得出恶性诊断,就需要进行手术切除,在手术过程中,需要对活检针道进行彻底切除。对于早期病例,最好选择外科治疗中心进行活检,或与外科医生协调,避免在门诊进行活检。

术前评估

一旦患者确诊,切除方式确定后,就需术前评估,包括完整病史和体格检查,以及影响切除或重建手术入路的既往手术史或治疗。还应注意免疫抑制情况、放射治疗(简称"放疗")史或放疗计划,以及既往胸部手术。此外,还应进行全面的内科评估,包括需要同时进行肺切除的病例的心肺功能评估。如前所述,完整的影像学检查对于手术规划至关重要,并可能提示术前是否需要神经外科或整形外科会诊。复杂病变的患者最好采用多学科协作,包括心胸外科、脊柱外科、整形外科、放疗科和(或)肿瘤内科[10,13]。

病理学

良性肿瘤

良性胸壁肿瘤比恶性肿瘤少见,好发于神经、血管、骨、软骨或脂肪组织[5]。对于这类病变,综合影像学和组织学分析完全排除恶性可能性至关重要。

骨骼病变

胸壁骨性良性肿瘤较骨性恶性肿瘤少见。在未确诊之前,我们应该按照恶性肿瘤的诊疗原则进行处理。

骨软骨瘤

骨软骨瘤是最常见的良性骨肿瘤,常见于股骨、肱骨和胫骨[14]。在胸部,骨软骨瘤常见于肋骨或肩胛骨及肋软骨交界处,由正常组织的异常生长发展而来[5,10]。骨软骨瘤占肋骨良性肿瘤的50%[2]。随着肿瘤的发展,经常引起疼痛[14]。发病高峰在10~20岁[15]。这是为数不多的几种可以通过CT或MRI做出明确诊断的胸壁肿瘤之一,影像学上可以表现为肿瘤的皮质和髓腔与下方骨融合[5],或者表现为透明软骨帽伴有点状或片状钙化灶[3]。手术治疗需要完整切除,提供准确的病理评估,缓解症状,并将恶性转化的风险降到最低[16]。成人软骨帽>2cm、儿童>3cm,容易发生恶性变性[3,10]。

软骨瘤(内生软骨瘤)

软骨瘤也常见于软骨组织产生的软骨交界处[2,10]。软骨瘤比较常见,占良性胸壁肿瘤的15%~20%。软骨瘤通常为无痛、生长缓慢的溶骨性病变,多见于20~30岁。软骨瘤和低级别软骨肉瘤鉴别困难。因此,所有的软骨瘤都应该按照恶性病变进行处理,建议广泛切除[4]。适当广泛切除通常是距离肿瘤边缘4cm的全层切除术,切除病变上下的一根肋骨,以及肋间肌、胸膜和邻近组织的边缘[17,18]。

骨纤维异常增生

纤维组织异常增生好发于肋骨的外侧或后部,是第三种最常见的胸壁良性病变[2]。纤维组织替代正常骨后,形成一个缓慢生长的肿块,可能引起疼痛,并导致病理性骨折,也可以是肋骨后部的无症状肿块。纤维异常增生在胸部X线片上表现为溶骨性病变,肥皂泡或磨玻璃样外观具有诊断意义。70%~80%的病例只累及单根肋骨[5],最常见于第二肋[10]。约25%的病例累及1根以上肋骨[15],这种情况下可能与咖啡斑或内分泌异常相关,这些异常被称为McCune-Albright综合征[3,15]。它通常发生在10~30岁,无性别比例差异[3]。治疗通常采用局部广泛性切除术,以确诊并减轻症状[4]。相反,一些研究表明,如果仅有影像学异常而无症状,则不必切除[10]。

嗜酸性肉芽肿/朗格汉斯细胞组织细胞增多症

嗜酸性肉芽肿,又称朗格汉斯细胞组织细胞增多症,是一种较少见的肿瘤,常发生于前胸壁[4]。该病是由组织细胞的特发性增殖所致,通常认为是起源于骨髓。该病往往表现为胸痛、发热和有触痛的孤立肿块,在胸部 X 线和 CT 上有典型的溶骨性表现[19]。嗜酸性肉芽肿是一种弥漫浸润性的炎症病变,可累及多器官,也可表现出相关白细胞增多。在胸壁可以表现为类似骨髓炎或恶性骨肿瘤的骨皮质破坏和新的骨膜下骨[4]。文献报道的治疗方法包括非手术方法,如类固醇、化学药物治疗(简称"化疗")、低剂量放疗和局部广泛性切除术[3,19,20],以便诊断疾病和缓解症状。大多数治疗方式是非手术治疗,但如果存在单一病变,那么切除和刮除有良好的效果[10]。该病的组织学诊断需要在电子显微镜下观察到 birbeck 颗粒[3],如果需要获取病例明确诊断,则需要进行切除活检。

动脉瘤样骨囊肿

动脉瘤样骨囊肿是一种罕见的良性局部侵袭性的肿瘤,由不断扩大的溶骨病变和充血的囊腔组成。该病病因不明,通常与异常骨质有关,或者在潜在的骨肿瘤中被发现[10]。该病常见于后胸壁,75%出现在 20 岁前[3]。如果有软组织扩张,则很难与肉瘤鉴别,建议完全切除,根治率为 70%~90%[10]。对于侵袭性或复发性肿瘤,放疗可用于局部治疗[10]。尚不清楚这类病灶是否有转移可能。

骨样骨瘤

骨样骨瘤是一种小型成骨肿瘤,很少作

为原发性胸壁肿瘤发生[15]。该病通常在 1~20 岁发生,伴夜间疼痛,这种疼痛可以通过使用非甾体抗炎药得到改善[3,10]。其好发于脊柱后部和肋骨,也可能与脊柱侧凸有关。影像学上,该病表现为小的放射状病灶,伴有反应性骨硬化边缘和周围软组织水肿。在骨扫描上的特征性表现被称为双密度征[15]。治疗方式以射频消融为主。

成骨细胞瘤

成骨细胞瘤是一种罕见的成骨细胞肿瘤,继发于骨样骨瘤[3,10]。其主要导致后肋受累。在影像学上显示为扩张的溶骨性病变,但有尖锐的硬化边缘,并且缺乏中央病灶。它们可能具有局部侵袭性,也可能复发,因此,局部广泛性切除术是首选治疗方法[15]。

巨细胞瘤

巨细胞瘤相对更常见,最常见于 10~40 岁[10],男性发病率高于女性[3]。该病具有局部侵袭性,复发率为 30%~50%,很少有转移的报道[3]。由于该病具有局部侵袭性,建议进行局部广泛性切除术[10]。该病表现为皮质变薄的溶骨性病变,常伴有软组织肿块(表 8.1)。

软组织肿瘤

软组织肿瘤影响胸壁病理变化,与骨性病变相似。皮肤痣、脂肪瘤、血管瘤、淋巴管瘤和神经源性肿瘤等良性病变可见于胸壁软组织。为了避免局部组织复发,可以进行局部广泛性切除术。软组织肿瘤在术前诊断上有一定难度。据报道,肋间疝与良性软组织病变难以区分,因此需要根据病史、体格检查,并结合适当的影像学检查来综合判断[21]。影像学评估不一定能明确诊断肿瘤性质,但有助于手术计划。

脂肪瘤

脂肪瘤通常表现为轮廓清晰的脂肪肿

表 8.1 良性骨病变

肿瘤	来源	特征	影像学表现	治疗
骨软骨瘤	软骨	好发于 10~20 岁，常见于肋骨、肩胛骨，占良性肋骨肿瘤的 50%	肿瘤的皮质和髓腔与下方骨融合，或者表现为透明软骨帽伴有点状或片状钙化灶。成人>2cm、儿童>3cm 的软骨帽表现需要怀疑恶性可能	手术切除
软骨瘤（内生软骨瘤）	软骨	好发于 20~30 岁，无痛性病变，最常见于前肋	溶骨性改变，分叶状外观，边界清楚	局部广泛性切除术——与低度恶性软骨肉瘤难以鉴别
纤维组织异常增生	纤维组织	好发于 20~30 岁，常见于侧肋或后肋。生长缓慢。常伴有病理性骨折	溶骨性改变、肥皂泡或磨玻璃样外观	有症状且明确诊断的进行广泛性局部切除，诊断明确但无症状的不干预
嗜酸性肉芽肿（朗格汉斯组织细胞增多症）	骨髓	前胸壁，肋骨，胸骨。相对罕见。可能有疼痛、发热、白细胞增多	诊断需要活检标本上有局灶性溶解性改变（组织学上的 Birbeck 颗粒）	大多数使用非手术治疗。如果病变孤立，那么切除或刮除有良好效果
巨细胞瘤	破骨细胞	20~40 岁，女性多于男性 30%~50% 的复发风险	皮质变薄的溶骨性病变，常伴有软组织肿块伴有巨细胞和梭形细胞的血管窦	由于具有局部侵袭性，推荐局部广泛性切除术，转移少见
动脉瘤样骨囊肿	不明	后胸壁，<20 岁，相对少见，具有局部侵入性。可与其他病变共存	囊性、扩张性溶骨性病变，非病理性多节段出血性囊肿	完全切除，治愈率为 70%~90%。放疗可用于侵袭性或复发性肿瘤
骨样骨瘤	成骨细胞	表现为夜间肋骨疼痛，非甾体抗炎药疗效良好。常见于<20 岁的人群。通常位于后胸壁，可能与脊柱侧凸有关	放射线可以透过小病灶，反应性骨硬化边缘厚，软组织水肿。骨扫描特征性表现为双密度征	射频消融
成骨细胞瘤	成骨细胞	后外侧肋骨肿块或疼痛	边缘规则的骨溶解性病变，边缘硬化，无中央病灶	具有局部侵入性和复发可能，建议局部广泛性切除术

块，但位于胸部的脂肪瘤通常比在身体其他部位的更深、更大[3]。该病在肥胖和老年患者中更为常见，最高发病率在 50~70 岁[3]。与许多胸壁肿瘤一样，该病有时很难用影像学方

法进行评估,而且常常难以与低度脂肪肉瘤相鉴别[3]。有病例报告显示,术前影像学提示有胸内或胸壁浸润的软组织病变,切除后发现为巨大的良性脂肪瘤[22,23]。应切除胸壁脂肪瘤以缓解症状,并对恶性转化风险进行全面的诊断评估。

淋巴管瘤

胸壁淋巴管瘤呈囊性或海绵状,是发育畸形的结果。该病可见于纵隔或胸壁。因为文献中有很多关于巨大胸壁淋巴管瘤的报道,术前 CT 成像对于评估病变的范围至关重要[24,25]。为了获得良好的预后和避免长期淋巴瘘的形成,需要进行完整的手术切除。使用放疗或硬化剂进行非手术治疗仍有争议[2]。

血管瘤

血管瘤产生于血管,可见于胸壁,也可从胸腔或纵隔延伸至胸壁。在 CT 扫描中常表现为具有脂肪、纤维和血管成分的不均匀软组织肿块[3]。超声是评估病变内部血流的有效方法[3]。磁共振成像可以通过静脉结石、脂肪成分及 T2 成像技术上的高强度和脂肪抑制用于区分良恶性病变,但需要手术活检才能最终确诊[26]。胸壁血管瘤可以分为肌内血管瘤、肋间血管瘤或海绵状血管瘤。30 岁以下易感,表现为伴有疼痛的肿块。如果有症状,采取完整手术切除的治疗方式,但局部复发率高达 20%[27]。

神经源性肿瘤

胸壁神经源性肿瘤包括神经纤维瘤和神经鞘瘤,它们起源于周围神经,通常与神经纤维瘤病有关。常见于 20~30 岁,在 CT 和 MRI 上表现为缓慢生长的均质肿块[3]。这些病变可能会发生囊性病变,在 MRI 上形成靶状外观。活检疼痛非常明显。因为恶性病变的可能性很低,手术切除通常只推荐用于美容原因。然而,增大的丛状病变或出现症状的病变应该完全切除,不需要术前活检[28]。

硬纤维瘤

硬纤维瘤好发于肌腱膜,通常起源于肌成纤维细胞或成纤维细胞。该病可见于身体的任何部位,但最常见于腹部和四肢,只有 10%~28% 出现在胸壁[1,10],常见于肩胛骨周围[18]。该病组织学呈良性,但由于生长速度较快,且易向邻近结构生长,导致压迫症状,因此可视为恶性病变。硬纤维瘤发病无性别倾向,患者通常年龄在 40 岁以下,可见于家族性腺瘤性息肉病患者,这些患者与 APC (结肠腺瘤性息肉基因)基因的突变有关。硬纤维瘤也可以出现在既往创伤、瘢痕或放疗部位。除了可触及的胸壁肿块、肿胀和相关的疼痛,临床表现还包括呼吸困难、咳嗽、呼吸急促和言语障碍[18],这些可能是肿瘤压迫的结果。R0 切除是治疗的必要手段,但切缘阳性的发生率很高[10,18],因此难以实现。因此,需要强调在首次切除时预留宽大的边缘。类似于恶性病变,适当的广泛切除通常是距离肿瘤边缘 4cm 的全层切除,切除病变上下的一根肋骨,肋间肌、胸膜和邻近组织的边缘[17,18]。尽管放疗对不可切除疾病、复发或治疗切缘阳性的疗效仍不确定,但当病理证实边缘阳性时,应考虑放疗[10,29]。硬纤维瘤复发率高,Abbas 等报道 5 年内发生局部复发的概率为 37%,切除时边缘阳性的患者复发率为 89%[17]。

弹力纤维瘤

典型的弹力纤维瘤发生于肩胛下区,发病年龄为 40~70 岁。女性患者居多,静脉注射对比剂辅助进行的 CT 表现为典型的层状,伴有轻度强化[10]。建议完整切除以达到治愈效果(表 8.2)。

表8.2　胸壁良性软组织肿瘤

肿瘤类型	来源	特征	影像学特点	治疗方式
脂肪瘤	脂肪组织	界限清楚的脂肪组织。常见于老年(50~70岁)和肥胖患者	在影像学上很难与低级别脂肪肉瘤鉴别。胸壁脂肪脂肪瘤往往比身体上的其他部位的脂肪瘤更大,更深	切除肿瘤以缓解症状,并进行完整的诊断分析
纤维瘤(硬纤维瘤)	纤维组织,肌成纤维细胞或成纤维细胞	患者一般<40岁。可发生在创伤,瘢痕,放疗部位,也可见于腺瘤性息肉病患者。表现为疼痛,肿块,肿胀和其他肿瘤占位效应	增强CT上强化程度类似于肌肉。(其他特征取决于胶原含量)	侵袭性生长,通常导致压迫症状且容易累及邻近结构。复发率高。必须RO切除才能治愈。切缘阳性需接受放疗
血管瘤	血管	痛性肿块,患者多多<30岁,表现为肌内血管瘤,肋间血管瘤或海绵状血管瘤	含有脂肪,纤维和血管成分的不均匀的软组织肿块。超声通常用于评估血供。MRI有助于区分良恶性,但需要外科活检才能确诊	出现症状后进行完整手术切除。局部复发率高
神经源性肿瘤(神经纤维瘤,神经鞘瘤)	神经	通常与神经纤维瘤病有关。生长缓慢。经常发生在20~30岁	影像上表现为均质肿块。可能发生囊性变,从而表现为MRI上形成靶状外观。活检疼痛感很明显	恶性可能性低。可以出于美容目的进行切除。丛状病变如果有症状应持续生长应彻底切除
淋巴管瘤	淋巴系统		囊性或海绵状病变	标准治疗为完整的手术切除。放疗或硬化剂治疗有争议
弹力纤维瘤		40~70岁,肩胛下区肿块,男性发病率高于女性	CT:特征性分层表现,增强轻度强化	局部切除有效

恶性肿瘤

骨骼病变

胸壁骨骼恶性肿瘤占胸壁肿瘤的 55%，平均 5 年生存率为 60%[4]。与良性病变相比，恶性病变往往生长更快，疼痛更加明显，表现为更大的肿块[30]。胸骨原发性肿瘤通常也是恶性的[3]。

软骨肉瘤

软骨肉瘤最常见于前胸壁，占原发性恶性骨肿瘤的 30%[31]。该病是胸壁最常见的恶性骨肿瘤。软骨肉瘤发病年龄呈现双峰分布，常发生在 20~30 岁和 40~50 岁，很少在 20 岁以下的患者中发现[4,10,30]。这类肿瘤由良性软骨瘤的恶性病变所致，两种肿瘤的临床表现相似，表现为前胸壁疼痛，伴有坚硬、生长缓慢、固定的肿块[32]。此外，该病可能与创伤有关[4]。影像学上表现为典型的边界清楚的肿块，软组织衰减伴皮质破坏或伴致密的软骨基质钙化灶[2,6]。10% 的患者在首次发病时出现肺转移[4]。软骨瘤和软骨肉瘤的病理鉴别困难，因此，两种肿瘤手术均需距离肿瘤 4cm 为切缘进行切除。手术切除是治疗的主要手段，化疗基本无效，而放疗适用于不能切除或切缘阳性的患者[10,32]。5 年生存率为 65%~92%。切缘阳性是预测局部复发的主要因素。4%~10% 的切缘阴性患者会有局部复发，而 73%~75% 的切缘阳性患者会有局部复发[4,33]。

骨肉瘤

骨肉瘤占恶性胸壁肿瘤的 10%~15%，常见于肋骨、肩胛骨和锁骨[4,30]，表现为痛性肿块。该病常见于 10~20 岁[10]，即青少年期[3]。骨肉瘤发病前容易转移，最常见的转移部位是肺、淋巴结和肝脏。影像学既可以表现为溶骨性改变，也可以表现为有钙化的硬化性骨样区[6]，可能伴有出血或坏死成分[30]，增强 CT 显示不均匀强化[6]。治疗方法为局部广泛性切除术联合新辅助化疗。转移极大地影响 5 年生存率，从 50% 以上降低到 15%~20%[2]。对化疗的反应、肿瘤负荷和转移可预测总生存率[4]。放疗可用于不能达到 R0 切除的病例，但是骨肉瘤对放射并不敏感[10]。

尤因肉瘤

广义的尤因肉瘤是一类与染色体异位 t(111;22) 相关的小圆细胞肿瘤，包括狭义的尤因肉瘤和原始神经外胚叶肿瘤（PNET），后者位于胸壁时也称为胸肺区小细胞恶性肿瘤（Askin 瘤）。该病是第三常见的恶性胸壁肿瘤，在儿童和年轻人中最常见。男性发病率略高于女性，比例为 1.6:1[3]。尤因肉瘤除了表现为乳房肿块疼痛外，还可能出现全身症状，如发热、乏力、体重减轻，以及胸腔和心包积液[3]。在影像学上，尤因肉瘤表现为巨大的非钙化软组织肿块，伴有骨质破坏，典型的表现为"洋葱皮"或"阳光"纹[3]，也可能出现出血或坏死[6]。尤因肉瘤家族肿瘤是一组侵袭性肿瘤，容易复发和转移[34]。通常给予新辅助化疗，然后进行局部广泛性切除术，疗效良好。化疗反应可预测局部复发的可能性。清髓疗法和干细胞移植可改善原发性转移性患者的预后，双侧全肺放疗也被用于改善肺、骨或骨髓转移患者的无事件生存率[3]。虽然放疗能提供良好的局部疗效，但对于年轻患者群体，放疗有显著致癌可能性和心肺毒性。初诊仅有局部病变的患者 5 年生存率可达 100%，但在出诊为转移的患者则降至 30%[4]。

孤立性浆细胞瘤

孤立性浆细胞瘤是一种罕见的由单克

隆浆细胞组成的肿瘤，与多发性骨髓瘤类似。这一不连续的肿块不发生远处转移，常见于老年男性患者，表现为不伴疼痛的肿块。一旦活检确诊，不需要手术，主要选择放疗[35]。5年生存率为40%~60%，主要取决于是否发展为多发性骨髓瘤，而不是原发病灶是否得到控制[4]。2/3的患者在确诊3年内发展为多发性骨髓瘤，这类患者预后较差，其余患者可能实现永久性治愈（表8.3）。

软组织肿瘤

软组织肿瘤通常表现为无痛性肿块，前胸壁是胸部软组织恶性肿瘤最常见的部位[3]。

软组织肉瘤

软组织肉瘤是原发恶性胸壁肿瘤的主要类型之一，但仅占体内软组织肉瘤的6%。除横纹肌肉瘤外，通常见于中年男性，而横纹肌肉瘤在儿童中更为常见[1]。与许多胸壁肿瘤类似，不能仅凭影像学做出诊断，需要进行活检[15]，并进行局部广泛性切除术治疗。对于高级别的肉瘤，建议切缘为4cm，切除病变上下的肋骨，切缘阳性的患者可再行切除[15]。如果不确定是否达到完整切除，则考虑新的辅助治疗。下文将回顾一些组织学亚型肿瘤。

表8.3 良性骨病变

肿瘤类型	来源	特征	影像学特点	治疗方式
软骨肉瘤	软骨	发生于前胸壁，痛性肿块。最常见的胸壁恶性骨肿瘤。常见于30~40岁的患者。可能与创伤有关。肺转移10%	CT表现为边缘规整伴有皮质破坏的肿物，呈分叶状，伴有不同形状和密度的致密软骨样基质钙化灶	距切缘4cm进行切除。R0切除5年生存率为65%~92%，切缘阳性的患者复发率为75%。放疗用于复发或不可切除的疾病
骨肉瘤	骨	第二常见的恶性胸壁骨肿瘤。常见于青少年，通常伴有转移	表现为溶骨性或硬化性骨样基质的钙化肿物。可能出现出血或坏死	局部广泛性切除术联合化疗。肿瘤负荷、初诊转移和化疗反应可以预测总生存率为15%~50%
尤因肉瘤家族（包括Askin肿瘤和原始神经外胚层瘤）	骨	第三常见的胸壁恶性肿瘤。最常见于儿童和青少年，女性发病率高于男性	巨大的非钙化软组织肿块伴骨质破坏。可能出现出血或坏死。典型表现为"洋葱皮"样或"阳光"纹	新的辅助化疗后进行局部广泛性切除术复发率高，转移可能性高。化疗反应提示复发风险清髓和干细胞移植可改善转移性疾病患者的预后
孤立性浆细胞瘤	骨髓/浆细胞	罕见。常见于老年患者。无相关肿块的疼痛	分散但没有远处转移的肿块。需要活检确诊	放疗，5年生存率为40%~60%。2/3发展为多发性骨髓瘤。总存活率取决于是否发展为多发性骨髓瘤

恶性纤维组织细胞瘤(MFH)

恶性纤维组织细胞瘤可以发生在胸壁,但在全身也很常见,最常见于四肢、腹部或腹膜后。MFH 常见于老年男性患者,其通常有胸壁放疗史[36]。也有报道显示好发年龄表现为双峰分布,峰值在 20~30 岁和在 50~60 岁[3]。通常表现为无痛性肿块[28]。MFH 在 CT 上的表现有很大差异, 可有强化或钙化,轮廓不清晰[3]。治疗方法为广泛性局部切除,局部复发率高于 30%[36]。术前和术后常采用辅助化疗[37]。30%~50% 的患者初诊时即有转移,5 年生存率仅为 38%[28]。

脂肪肉瘤

脂肪肉瘤是人体最常见的恶性软组织肿瘤之一,但在胸壁并不常见[38]。该病很少见于儿童,最常见于 40~60 岁的男性。该肉瘤体积通常较大,常与外伤相关。通过局部广泛性切除术治疗,5 年生存率为 60%[28]。局部复发率高,化疗和放疗的作用非常有限。

血管肉瘤

胸壁血管肉瘤是一种罕见的血管肿瘤,常见于成人,与慢性淋巴水肿、放疗和化学暴露有关[30]。胸壁血管肉瘤最常见于接受保乳手术及放疗的乳腺癌患者。该病通常在放疗后 5~10 年出现, 而确诊后的 5 年存活率仅 16%[39]。局部广泛性切除术是唯一的治疗选择,因为大多数患者不能继续放疗,而且化疗通常无效。

横纹肌肉瘤

在儿童恶性胸壁肿瘤中,横纹肌肉瘤的发病率仅次于尤因肉瘤, 在成人中很少见。横纹肌肉瘤是一种侵袭性肿瘤,只有约 10% 可以完全切除[3]。术前应进行 MRI、CT、腹部超声和骨扫描检查,以排除转移性疾病。治疗包括术前、术后化疗、放疗及手术切除(表 8.4)。

辐射相关胸壁恶性肿瘤与转移性疾病

与辐射相关的胸壁恶性肿瘤并不罕见[1]。乳腺癌、肺癌或淋巴瘤是胸部辐射的常见适应证。在纪念斯隆-凯特琳癌症中心的一系列研究中,361 例有胸部放疗史的患者中,21 例(6%)发生了胸壁肿瘤。这些患者都接受了切除治疗,并且与新发胸壁肿瘤患者的存活率相似[40]。

并非所有的胸壁肿瘤都是原发性病变。乳腺、肺或其他位置的肿瘤可以转移到胸壁,外科切除发挥着越来越重要的作用。在原发灶不明的情况下,可以切除胸壁病变用于病理诊断和治疗[41]。目前还缺乏乳腺癌相关研究, 但芝加哥的一个大样本研究发现,通过手术或放疗控制胸壁病变可以提高生存率[37]。转移癌的胸壁和胸骨切除可以缓解疾病引起的疼痛和出血(图 8.5)。

儿童胸壁肿瘤

与成人肿瘤一样,儿童胸壁肿瘤在组织学、临床表现和发病年龄上也各不相同。此外,儿童胸壁肿瘤也存在诊断和治疗挑战[42]。大约 20% 的儿童胸部肿瘤位于胸壁,组织学诊断有良性和恶性,有感染性疾病也有非感染性疾病[43]。各国的疾病发病率也有很大的差异。在不发达国家,胸壁结核比在北美常见的恶性肿瘤更为普遍。尤因肉瘤是儿童最常见的胸壁恶性肿瘤,而软骨肉瘤最常见于成人[44]。

由于儿童患者年龄较小,在多学科治疗计划中必须考虑生存数据和长期疗效。化疗和积极手术切除是治疗的主要手段,应尽可能避免放疗。对于化疗敏感的肿瘤可以给予术前化疗,以改善局部治疗,减小手术范围,

表 8.4　软组织恶性病变

肿瘤类型	起源	特征	影像学表现	治疗方式及预后
软组织肉瘤（脂肪肉瘤，滑膜肉瘤，横纹肌肉瘤，神经纤维肉瘤）	任何软组织（脂肪，滑膜，肌肉，纤维组织，神经）	多数原发性胸壁恶性病变。表现为无痛性肿块，常见于中年男性（例外：横纹肌肉瘤最常见于儿童）	根据组织学类型的不同，出现不同程度的强化和钙化	局部广泛性切除术，距肿物边缘 4cm，切除上下位肋骨。对切缘阳性或复发病例可再行切除。多数预后不良，生存率受组织学类型、肿瘤分级、肿瘤负荷和部位的影响
恶性纤维组织细胞瘤（MFH）	纤维组织	常见于老年男性，通常有胸部放疗病史，通常无痛，但可能增大	CT：强化或钙化程度差异性较大，轮廓不清晰	新辅助化疗后进行局部广泛性切除术并进一步化疗。局部复发率 >30%。5 年生存率约为 38%
脂肪肉瘤	脂肪组织	常见于 40~60 岁的男性，可能与创伤有关		局部广泛性切除术。5 年生存率为 60%。局部复发率高
神经纤维肉瘤	神经	与射线接触相关，与神经纤维分裂增多症相关（29% 的患者会发展为这种肿瘤）[3]。多见于 40~50 岁，痛性肿块		局部广泛性切除术和术后放疗。5 年生存率为 55%[28]
横纹肌肉瘤	肌肉	儿童第二常见的恶性胸壁肿瘤。成人不常见		术前，术后放化疗联合手术切除。侵袭性肿瘤只有 10% 可以完全切除
纤维肉瘤	纤维组织		CT 和 MRI 上的不均质肿块，可能有坏死和出血区域	新辅助化疗后切除。术后继续放疗，如果切除阳性，可能有局部复发和（或）转移局部广泛性切除术。5 年生存率为 16%
血管肉瘤	血管	与慢性淋巴水肿有关。最常见于乳腺癌暴露有关，射线和化学暴露后 5~10 年		不适合进一步放疗。化疗无效

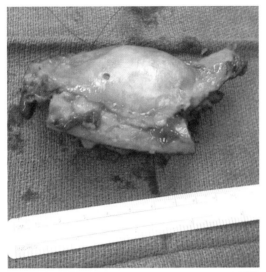

图 8.5　结肠癌转移至肋骨,行肋骨切除术。

并治疗微转移疾病。治疗后长期并发脊柱侧凸、限制性肺功能障碍、软组织发育不良和继发性肿瘤[44]。

手术治疗

胸壁切除术是胸壁肿瘤的主要治疗方法,并发症少、死亡率低。如果肿瘤对化疗敏感,术前应进行化疗,以减轻肿瘤负荷。骨肉瘤、横纹肌肉瘤、尤因肉瘤和其他小细胞肉瘤应采用新辅助化疗,然后根据肿瘤反应继续治疗。软骨肉瘤和其他成人软组织肉瘤通常通过手术切除,如果不能达到阴性切缘,则进行放疗。手术切除术可延长生存期和减轻症状[45]。

肿瘤的位置和侵入程度可能影响术前规划和术中入路。根据肺部受累的情况,可能需要双腔气管内管,以便同时进行肺切除。在一份 25 年的回顾性资料中,34% 的胸壁肿瘤渗透到肺部,需要进行肺切除术[12]。在远离病变的胸腔置入胸腔镜,可能有助于确定肺部受累的程度和定位无法触及的肺部病变的确切位置。必要时,可在胸腔镜引导下插入指示针头,以辅助手术计划。切缘取决于肿瘤的病理类型,是无复发生存率的预测指标[46]。对于沿骨膜扩散的侵袭性恶性肿瘤,根据肿瘤的位置可以切除整根肋骨,包括后或前肋关节,以及肿瘤上下位肋骨。对于高级别恶性肿瘤,需要保证 4cm 的切缘,低级别恶性肿瘤 1~2cm 切缘即可。硬纤维瘤虽然不是恶性病变,但该病的生长方式具有侵袭性,因此在可能的情况下,应保证 4cm 切缘。如果肺功能允许,任何受累的软组织、皮肤、胸膜或肺都应与肿瘤一起切除。

胸壁缺损不应影响肿瘤切除,当然,术后应保持胸壁的完整性,以避免肺功能受损。

重建术

肿瘤大范围切除后,其胸壁重建通常需要多学科团队合作,与整形外科联合完成。重建材料和方法的选择在很大程度上取决于解剖位置和外科医生。重建的目标包括保持呼吸功能和身体结构、保护内脏和美容效果。

胸壁重建的要点如下[2]:

(1)<5cm 的缺损通常不需要重建。

(2)肩胛骨覆盖的后胸壁缺损不需要重建。

(3)肩胛尖缺损需重建,以防止肩胛骨活动受到影响。

(4)通过自体组织、补片、Gore-Tex(W. L.Gore and Associates,Inc.Flagstaff,AZ)或甲基丙烯酸甲酯"三明治"重建实现骨骼稳定。

(5)软组织重建可采用肌皮瓣或网膜皮瓣。

自体皮瓣可以采取多种组织,包括背阔肌、胸大肌、腹直肌皮瓣(VRAM 或 TRAM)、腹外斜肌、斜方肌或大网膜瓣。这些重建组织的特点和细节不在本文讨论。如前所述,在选择合适的软组织重建缺损部位时,需要重点关注缺陷的位置、先前手术的情况、先前肿瘤的情况,以及有无放疗史(图 8.6)。

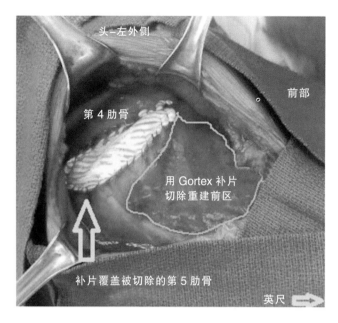

头-左外侧

前部

第 4 肋骨

用 Gortex 补片
切除重建前区

补片覆盖被切除的第 5 肋骨

英尺

图 8.6 肿瘤切除加补片重建胸廓治疗胸壁硬纤维样瘤 1 例。应用补片重建第 5 肋骨间隙。

考虑到胸壁和胸腔内结构的持续生长，儿童患者的重建有一定的挑战性。尽管重建相对有益，但是大范围的切除和重建往往会导致胸廓不对称。这种不对称性会随着年龄的增长而变得更加明显，并可能导致脊柱侧凸等骨骼畸形[15]。儿童在成长过程中应长期随访，特别注意胸壁发育和相关的骨异常，包括脊柱侧凸筛查。

术后管理

术后硬膜外镇痛可以降低术后并发症的发生率和患者的死亡率，这主要是因为镇痛可以促进早期活动和咳痰。术后如果有较大的前胸壁缺损，会导致咳嗽无力、难以咳痰，进而导致肺炎。必要时可以进行支气管镜检查，以辅助排痰、促进早期肺复张。

术后随访

术后随访的持续时间和频率根据患者的年龄、肿瘤类型、临床表现、分期、对治疗的反应，以及在手术切缘的情况而具体调整。

结论

胸壁肿瘤异质性高，对外科医生进行诊断和治疗提出了挑战。患者的术前评估需进行影像学和组织病理学检查。总体手术原则是局部广泛性切除术，恶性疾病需要更大的切除范围(尽可能保证 4cm 切缘)，在切缘阳性的情况下通常给予辅助放疗。肿瘤的局部控制情况是最重要的预后因素，术后无病生存与切缘情况直接相关。化疗效用不佳，但在肿瘤负荷较大的情况下，切除前进行新的辅助化疗可能有帮助。对于累及范围较大的肿瘤，术后可能导致严重的功能障碍，需要进行多学科讨论，包括胸外科、整形外科、神经外科、放疗科、肿瘤内科和康复科。通过完整的手术切除和合理的重建可以有效治疗胸壁肿瘤。

(张真榕 幸华杰 邵为朋　译)

参考文献

1. Park BJ, Flores RM. Chest wall tumors. In: Shields TW, Locicero J, Reed CE, Feins RH, editors. General thoracic surgery. Philadelphia: Lippincott; 2009. p. 669–78.

2. David E, Marshall M. Review of chest wall tumors: a diagnostic, therapeutic, and reconstructive challenge. Semin Plast Surg. 2011;25:16–24.

3. Smith SE, Keshavjee S. Primary chest wall tumors. Thorac Surg Clin. 2010;20:495–507.

4. Shah AA, D'Amico TA. Primary chest wall tumors. J Am Coll Surg. 2010;210:360–6.

5. Tateishi U, Gladish GW, Kusumoto M, et al. Chest wall tumors: radiologic findings and pathologic correlation: part1. Benign tumors. Radiographics. 2003;23:1477–90.

6. Rocca M, et al. The role of imaging for the surgeon in primary malignant bone tumors of the chest wall. Eur J Radiol. 2013;82:2070–5.

7. Lee TJ, Collins J. MR imaging evaluation of disorders of the chest wall. Magn Reson Imaging Clin N Am. 2008;16:355–79. x.

8. Carter BW, Gladish GW. MR imaging of chest wall tumors. Magn Reson Imaging Clin N Am. 2015;23:197–215.

9. Incarbone M, Pastorino U. Surgical treatment of chest wall tumors. World J Surg. 2001;25:218–30.

10. Kim JY, Hofstetter WL. Tumors of the mediastinum and chest wall. Surg Clin North Am. 2010;90:1019–40.

11. Petermann D, Allenbach G, Schmidt S, et al. Value of positron emission tomography in full-thickness chest wall resections for malignancies. Interact Cardiovasc Thorac Surg. 2009;9:406.

12. Caroli G, et al. Accuracy of transthoracic ultrasound for the prediction of chest wall infiltration by lung cancer and of lung infiltration by chest wall tumors. Heart Lung Circ. 2015;24:1–7. http://dx.doi.org/10.1016/j.hlc.2015.03.018

13. Kucharczuk JC, Kaiser LR. Chest wall resections. In: Kaiser LR, Kron IL, Spray TL, editors. Mastery of cardiothoracic surgery. Philadelphia: Lippincott; 2007. p. 222–7.

14. Tomo H, Ito Y, Aono M, Takaoka K. Chest wall deformity associated with osteochondroma of the scapula: a case report and review of the literature. J Shoulder Elbow Surg. 2005;14:103–6.

15. Dingemann C, et al. Thoracic wall reconstruction for primary malignancies in children: short- and long-term results. Eur J Pediatr Surg. 2012;22:34–9.

16. Shackcloth MJ, Page RD. Scapular osteochondroma with reactive bursitis presenting as a chest wall tumour. Eur J Cardiothorac Surg. 2000;18:495–6.

17. Abbas AE, Deschamps C, Cassivi SD, et al. Chest-wall desmoid tumors: results of surgical intervention. Ann Thorac Surg. 2004;78:1219–23. discussion 1219-1223.

18. Matrai Z, et al. Sporadic desmoid tumors of the chest: long-term follow-up of 28 multimodally treated patients. Eur J Cardiothorac Surg. 2011;40:1170–6.

19. Eroglu A, Kurkcuoglu IC, Karaoglanoglu N. Solitary eosinophilic granuloma of sternum. Ann Thorac Surg. 2004;77:329–31.

20. Bayram AS, Koprucuoglu M, Filiz G, Gebitekin C. Case of solitary eosinophilic granuloma of the sternum. Thorac Cardiovasc Surg. 2008;56:117–8.

21. Biswas S, Keddington J. Soft right chest wall swelling simulating lipoma following motor vehicle accident: transdiaphragmatic intercostal hernia. A case report and review of literature. Hernia. 2008;12:539–43.

22. Takamori S, Miwa K, Hayashi A, Shirouzu K. Intramuscular lipoma in the chest wall. Eur J Cardiothorac Surg. 2004;26:1038.

23. Ozpolat B, Ozeren M, Akkaya T, Yucel E. Giant lipoma of chest wall. Eur J Cardiothorac Surg. 2004;26:437.

24. Eren S, Avci A. Giant cystic lymphangioma in the thoracic wall in a newborn. Asian Cardiovasc Thorac Ann. 2009;17:659.

25. Yildirim E, Dural K, Kaplan T, Sakinci U. Cystic lymphangioma: report of two atypical cases. Interact Cardiovasc Thorac Surg. 2004;3:63–5.

26. Sakurai K, Hara M, Ozawa Y, Nakagawa M, Shibamoto Y. Thoracic hemangiomas: imagining via CT, MR and PET along with pathologic correlation. J Thorac Imaging. 2008;23:114–20.

27. Griffo S, Stassano P, De Luca G, Di Tommaso L, Monaco M, Spiezia S. Intramuscular hemangioma of the chest wall: an unusual tumor. J Thorac Cardiovasc Surg. 2007;134:1368–9.

28. Gallo AE, Coady MA. Chest wall tumors. In: Yuh DD, Vricella LA, Baumgartner WA, editors. The Johns Hopkins manual of cardiothoracic surgery. New York: McGraw Hill; 2007. p. 75–90.

29. Bolke E, Krasniqi H, Lammering G, et al. Chest wall and intrathoracic desmoid tumors: surgical experience and review of the literature. Eur J Med Res. 2009;14:240–3.

30. Tateishi U, Gladish GW, Kusumoto M, et al. Chest wall tumors: radiologic findings and pathologic correlation: part 2. Malignant tumors. Radiographics. 2003;23:1491–508. Review.

31. Stanic V, Vulovic T, Novakovic M, et al. Radical resection of giant chondrosarcoma of the anterior chest wall. Vojnosanit Pregl. 2008;65:64–8.

32. Somers J, Faber LP. Chondroma and chondrosarcoma. Semin Thorac Cardiovasc Surg. 1999;11:270–7.

33. Widhe B, Bauer HCF, Scandinavian Sarcoma Group. Surgical treatment is decisive for outcome in chondrosarcoma of the chest wall: a population-based Scandinavian Sarcoma Group study of 106 patients. J Thorac Cardiovasc Surg. 2009;137:610–4.

34. Lee WS, Kim YH, Chee HK, et al. Multimodal treatment of primary extra skeletal Ewing's sarcoma of the chest wall: report of 2 cases. Cancer Res Treat. 2009;41:108–12.

35. Bousnina S, Zendah I, Marniche K, et al. Solitary plasmocytoma of the rib: a rare tumor not to miss. Rev Pneumol Clin. 2006;62:243–6.

36. Yoshida N, Miyanari N, Yamamoto Y, Egami H. Successful treatment of malignant fibrous histiocytoma originating in the chest wall: report of a case. Surg Today. 2006;36:714–21.

37. Hazard HW, Gorla SR, Scholtens D, Kiel K, Gradishar WJ, Khan SA. Surgical resection of the primary tumor, chest wall control, and survival in women with

metastatic breast cancer. Cancer. 2008;113:2011–9.

38. Shoji T, Sonobe M, Okubo K, Wada H, Bando T, Date H. Giant primary liposarcoma of the chest. Gen Thorac Cardiovasc Surg. 2009;57:159–61.

39. Styring E, Fernebro J, Jonsson PE, et al. Changing clinical presentation of angiosarcomas after breast cancer: from late tumors in edematous arms to earlier tumors on the thoracic wall. Breast Cancer Res Treat. 2010;122:883–7.

40. Schwarz RE, Burt M. Radiation-associated malignant tumors of the chest wall. Ann Surg Oncol. 1996;3:387–92.

41. Haraguchi S, Hioki M, Takushima M, Yanagimoto K, Koizumi K, Shimizu K. Metastatic chest wall tumor suspected to be of lung origin by immunoreactivity for cytokeratin 7 and 20. Jpn J Thorac Cardiovasc Surg. 2006;54:132–6.

42. La Quaglia MP. Chest wall tumors in child hood and adolescence. Semin Pediatr Surg. 2008;17:173–80.

43. Wyttenbach R, Vock P, Tschappeler H. Cross-sectional imaging with CT and/or MRI of pediatric chest tumors. Eur Radiol. 1998;8:1040–6.

44. van den Berg H, van Rijn RR, Merks JHM. Management of tumors of the chest wall in childhood: a review. J Pediatr Hematol Oncol. 2008;30:214–21.

45. Ryan MB, McMurtrey MJ, Roth JA. Current management of chest-wall tumors. Surg Clin North Am. 1989;69:1061–80.

46. King RM, Pairolero PC, Trastek VF, Piehler JM, Payne WS, Bernatz PE. Primary chest wall tumors: factors affecting survival. Ann Thorac Surg. 1986;41:597–601.

第 9 章

胸壁疾病的护理

Mary Zanobini、Barbara Goebel、Amy B. Powne、Robyn H. Lao、Karen S. Brand

漏斗胸、鸡胸和肋骨畸形是常见的胸壁畸形，需要在儿童时期和青少年时期进行手术矫正。Ravitch 手术和 Nuss 手术是治疗这些前胸壁畸形的常见外科手术。肋骨切除术可用于诊断肿瘤或治疗肋骨骨折。护理应以术前教学和术后疼痛管理为重点，这对于患者的手术成功至关重要[1]。此外，护理干预措施应着力解决胸壁畸形患者的心理健康问题。

护理

漏斗胸

漏斗胸是常见的先天性胸壁畸形，其特征是胸骨和邻近的肋软骨后部凹陷。漏斗胸的发病原因目前尚不明确[2,3]。起初，父母会在婴儿出生后立即注意到胸壁缺损，这也可能引起一些担忧。因为胸壁缺损不会对患儿造成任何伤害，但父母应监测其整个成长过程，直至青少年早期。患儿发育期间，漏斗胸可能会变得严重。随着患儿不断发育，他们的胸部外观通常会引起与身体形象改变有关的压力[4]。不过父母可以放心，漏斗胸不会对处于下方的肺或心脏造成任何损伤。患儿受到的影响，可能是因运动而出现胸痛或呼吸急促[5]。在涉及体力消耗的运动中，他们可能难以与同龄人竞争[6]。超声心动图可显示

二尖瓣或三尖瓣反流或二尖瓣脱垂。这些通常都是家庭向保健医生寻求帮助的原因。大多数医疗保险都不包括漏斗胸矫正手术，这给家庭带来了额外的压力。

社会心理问题：对胸部外观的担忧促使许多（但不是大多数）患者都选择进行胸壁畸形矫正。大部分漏斗胸患者都对自身胸部感到不适。有明显身体差异的儿童和青少年可能会面临身体形象和人际关系方面的困扰[4]。

漏斗胸最常见的矫正手术是 Nuss 手术，即将金属（镍或钛）棒插入胸骨后面[2]。如果对金属镍过敏，将使用钛棒。Nuss 手术可能会造成剧烈疼痛。近年来，冷冻消融术可以显著缓解 Nuss 手术引起的疼痛。历来接受 Nuss 手术治疗的患者住院时间为 7~10 天，这主要是为了控制疼痛。通过有效的冷冻消融术，患者将在术后 2~3 天出院，并且所需的阿片类镇痛药物剂量更少。

胸部神经冷冻消融术可有效控制疼痛，术后可持续 12 周。冷冻消融术是使用一种氧化亚氮（N_2O）的冷却探针，这种探针可以迅速从肋间神经束中提取热量，从而冻结神经。在 24~48 小时内，被冻结的神经束将暂时停止传递痛觉，持续时间长达 12 周。受累的神经轴突将在数周内再生，神经功能也将逐渐恢复。

患者可能会患有混合性胸壁畸形,包括漏斗胸和鸡胸(胸骨和肋骨突起),这时外科医生可能会建议采用 Ravitch 手术治疗。

Ravitch 手术目的是去除异常的肋骨软骨,同时保留软骨周围组织,从而使得肋软骨以解剖学的方式再生到胸骨上[7]。手术关键要素包括胸骨切开术,以重新定位,必要时可并用金属棒固定胸骨[7]。

Nuss 手术或 Ravitch 手术的术前准备

胸部 CT 将用于测量 Haller 指数。Haller 指数超过 3.2 是矫正手术的重要指征[8]。

肺功能检查有助于麻醉师了解患者的肺活量,以及比较术前和术后肺功能。

应进行超声心动图检查以确定是否存在任何与漏斗胸相关的心脏缺损,如二尖瓣反流或脱垂,以及三尖瓣反流。

需对前后位和侧位的胸部 X 线片进行术前和术后比较。摄片的原因也是如此。

手术时机:理想情况下,胸肌漏斗胸的修复将在青春期结束之前进行。从逻辑上讲,在夏季进行手术对患者日常活动和教育活动的影响相对较小。

同时,根据手术疼痛控制的方式,患者及其家属应当提前为 2~10 天的住院时间做好准备。

Nuss 手术或 Ravitch 手术的术后护理

术后危险期

通常,患者会在术后 24~48 小时入住重症监护病房,以密切观察呼吸和疼痛控制状态。

肺

常用的胸腔引流管吸引压力的高度为

20cm,可帮助排除因胸腔手术引起的渗出物或空气。

最初,需要肺部清理来预防术后肺不张,以及呼吸治疗师每 4 小时进行间歇性正压呼吸,护理师每小时进行一次肺活量训练。在术后需立即监测血氧饱和度,与胸部不适相关的浅呼吸可能需要通过经鼻导管注入氧气。

在出院前,需要立即进行胸部 X 线检查,以进行比较,并排除 Nuss 手术后可能发生的胸腔积液或气胸。

心脏和血流动力学

在术后 24 小时内需放置动脉导管以监测血压和心率,如果患者血循环稳定,则可以在 24 小时内将导管移除。

在患者耐受口服液体之前,须使用维持性静脉注射液。

为了监测术后 24 小时的尿量,建议放置监测尿量的 Foley 导尿管。

疼痛控制

这种手术可能会产生剧烈疼痛,监测止痛药的药效对于患者的运动能力和健康状态至关重要。

许多外科医生使用冷冻消融术作为胸肌神经阻滞,该阻滞将在 24~48 小时内生效,并持续长达 12 周以进行胸痛管理。

术后通常会立即使用氢化吗啡酮或吗啡 PCA。此外,使用含有罗哌卡因类药物进行连续局部麻醉,需要直到胸肌神经的冷冻消融在 12~24 小时内生效。

用地西泮控制肌肉痉挛。酮咯酸是一种静脉注射非甾体抗炎药,也可有效控制疼痛。

术后 3~6 个月睡前服用神经元抑制剂有助于治疗与冷冻消融相关的神经病理性疼痛或感觉异常。

当患者能够耐受常规饮食时,可以开始

服用口服止痛药，并逐渐停用静脉注射药物。定时服用对乙酰氨基酚片剂(Percocet)或诺克(Norco)类止痛药，并配合萘普生或布洛芬等抗炎药以达到止痛效果。

胃肠道

口服液体和常规饮食可以在手术前夕或第二天早上患者耐受后开始使用。在建立常规饮食后，可以选择组胺 H_2 受体拮抗剂(如 Zantac IV/po)。

当患者需要麻醉药物时，建议使用聚乙二醇 3350(Miralax)、多库酯钠(Colace)、番泻叶(Senna)和比沙可啶肠(Bisocodyl)进行肠道调节。

活动

患者应在手术前夕或第二天早上起床行坐位。建议患者采用正确的翻身姿势以避免支架移位，患者在起床时不应用手臂向下推或扭动上半身。因为这是本能行为且易发生，所以患者应予以重视。同时，患者也不应将手臂举过头顶。建议患者在术后第 1 天开始走动，并逐渐增加起床活动的时间。

出院和随访

当口服药物控制疼痛，并且可以正常饮食，患者即可出院。建议使用镇痛和预防便秘药物，以及治疗肌肉痉挛和神经疼痛或感觉异常的安定类药物和神经元抑制剂。

手术伤口用可溶性缝合线和皮肤带(如 Dermabond 或 Steri-strips)加以闭合。患者出院后可以沐浴，用肥皂和水轻轻清洗切口，然后用毛巾擦干。第一个月内禁止游泳、涉水或坐浴。创面上禁止使用乳液、药膏、粉末、软膏或面霜等。在手术后的第一个月，建议患者不要进行任何剧烈活动。坐着时不要猫腰或行倚靠位，弯腰时从腰部弯曲。姿势正确有助于稳固 Nuss 棒。

术后 3 个月的限制活动包括扭转、手臂负重改变姿势、举臂、跑步、跳跃、旋转、做仰卧起坐、游泳、举重、接触性运动。具体来说，前 3 个月不做空手道、柔道、体操、高尔夫球或接触性运动。需提醒患者前 3 个月不提重物，包括负重装满教科书的背包。一般来说，如果重量超过 1 加仑(1 加仑=3.758L)牛奶，就超重了。建议经常步行。学校应减少教科书的重量，并增加额外的上课时间，取消术后 3 个月的体育课，术后前 3 个月不上体育课。通过有效的冷冻消融治疗，患者经常感受不到胸部放置的金属棒，这时需要提醒他们。

术后临床随访应安排 2~4 周进行创口检查，然后是术后 3 个月、6 个月、1 年、2 年。可根据需要进行胸部 X 线检查以便术后监测。胸部照片可以在术后拍摄一次，以记录手术的积极效果。

早期常见并发症是伤口问题和支撑棒移位。

建议准备一封诉求信，用于航空旅行和未来胸部金属棒的相关 MRI 检查。如果 MRI 检查胸部或上腹部，Nuss 棒可能会引起伪影。

2~3 年后，外科医生将移除 Nuss 棒，该过程属于当日手术程序。研究表明，漏斗胸的手术修复对于儿童的生理和社会心理健康都有积极的影响[9]。

鸡胸

鸡胸是一种前胸壁突出的胸壁畸形[10]。

管理

鸡胸患者可在 8~10 岁时使用矫正支架进行治疗。随着孩子的成长和胸壁变得有弹性，胸部支架将有助于塑造胸部的形状。

患者最初在胸外科接受检查，建议佩戴支架。这种治疗方式须获得患者、父母和医生的同意，因为患者必须每天佩戴支架 20~22 小时，才能实现胸部形状的有效矫正。

根据使用 3D 成像，为每例患者制作胸部支架。

当使用了新支架后，需密切监控患者。初期门诊需要检查支架下的皮肤是否受到损坏。建议家属在患者胸部皮肤上涂抹外用乙醇，以防止皮肤损坏，并提高患者的舒适度。支架下应穿一件薄 T 恤。当首次拿起支架时，应仔细检查皮肤是否有红斑。胸部隆起处的轻度红斑区域表明模具已经制作得当。建议患者每次每天佩戴矫正支架 20 分钟，再摘下支架，以消退红斑、防止皮肤损坏。佩戴支架的时间可以逐渐增加到 1 小时、2 小时，最终增加到 6 小时。有效佩戴支架 6 小时后，患儿就可以开始佩戴支架睡觉。其目的是让患儿每天佩戴支架 20 小时。初期佩戴支架睡觉很困难，但患儿会很快习惯戴着支架睡觉。可以在运动和沐浴时取下支架。

在矫正计划中，患者每 3~6 个月在门诊接受一次监测。支架是否有效矫正鸡胸取决于患者。连续摄片有助于监测胸壁形状的变化。

肋骨切除术

肋骨切除术是指手术切除一段或多段肋骨。肋骨切除术是为了治疗可能损伤肺组织的骨折，切除因癌症等疾病损伤的肋骨部分，或获得骨进行骨移植。

胸廓出口综合征由颈部和腋窝之间的血管或神经纤维受压引起。肋骨切除术可以是胸廓出口综合征治疗计划的一部分[11]。

手术切口的位置取决于要切除的肋骨位置和其他外科手术的性质。

肋骨附着在脊柱上，上肋骨附着在胸骨上。因此，用于骨移植的肋骨容易从最低的肋骨获得，这部分属于胸廓前面的浮肋。

术前准备

术前准备将包括完整病史和身体检查、前后位和侧位胸部 X 线检查，以及基本的实验室检查。这些是胸外科手术所需的基本检查。

术中

手术入路将由受累肋骨的位置来确定。通常，肋骨切除术将通过右侧胸或左侧胸切开进行，以便进入胸腔。需要通过插管进行全身麻醉。常常要在关闭切口前先进行肋间神经阻滞，以有效控制疼痛。

肋骨切除术的术后护理

术后危险期

患者通常会被送进重症监护病房进行 24~48 小时的密切观察，以监测呼吸和疼痛控制状态。

常用的胸腔引流管吸引压力的高度为 20cm，可帮助排除因胸腔手术引起的渗出液或气体的引流。

最初，需要肺部清理来预防术后肺不张，通常需要由呼吸治疗师每 4 小时进行间歇性正压呼吸，护理师每小时进行一次肺活量训练。在术后需立即监测血氧饱和度，与缓解胸部不适的浅呼吸，可能还需要通过经鼻导管注入氧气。术后进行胸部 X 线检查，以确定胸腔积液或气胸，这些胸腔积液或气胸可能是开胸术和肋骨切除手术的结果。

心脏和血流动力学

可以在前 24 小时内放置动脉管以监测血压和心率；如果患者血循环稳定，则可以在 24 小时内将导管移除。

在患者能够耐受口服液体之前,必须使用维持性静脉注射液。

为了监测建议在术后 24 小时的尿量,可能会建议放置用于监测尿量的 Foley 导尿管

疼痛控制

这种手术可能造成剧烈疼痛,监测药物的药效对于患者的运动能力和健康至关重要。

许多外科医生将使用肋间神经阻滞和冷冻消融术来有效控制疼痛。此外,静脉注射麻醉剂可用于初期镇痛。

胃肠道

口服液体和常规饮食可以在手术前夕或第二天早上患者耐受后开始使用。在建立常规饮食之后, 可以选择组胺 H_2 受体拮抗剂(如 Zantac IV/po)。

当患者需要麻醉药物时,建议使用聚乙二醇 3350(Miralax)、多库酯钠(Colace)、番泻叶(Senna)和比沙可啶肠(Bisocodyl)进行肠道调节。

活动

患者应在手术当天晚上或第二天早上起床行坐位。建议患者在术后第 1 天逐渐增加离床活动时间。

出院和随访

当疼痛得到口服药物控制并可以耐受常规饮食和液体时,患者即可出院。建议开具镇痛和预防便秘的处方药物。手术伤口用可溶解的线(如 Dermabond)加以缝合。可以沐浴, 但在伤口完全愈合前 2 周不得淋浴、游泳或坐浴。

活动限制:切口愈合前 2 周,禁止任何剧烈运动或锻炼。

门诊随访时间为 1~2 周。根据肋骨切除的指征,还将确定是否需要进一步随访。

(石玉慧 译)

参考文献

1. Roskos PL, Conlon PM, Blazejak DL, Siebrecht AL. Improving care of patients following minimally invasive pectus excavatum repair with standardization and collaboration. J Pediatr Surg Nurs. 2016;5(1):22–7.

2. Frantz F. Indications and guidelines for pectus excavatum repair. Curr Opin Pediatr. 2011;23:486–91.

3. Goretxky MJ, Kelly Jr RE, Croitoru D, Nuss D. Chest wall anomalies: pectus excavatum and pectus carinatum. Adolesc Med Clin. 2004;15(3):455–7.

4. Einsidel R, Clausner A. Funnel chest, psycological and psychomatic aspects in children, youngsters and young adults. J Cardiovasc Surg. 1999;40(5):733–6.

5. Koumbourlis AC. Pectus excavatum: pathophysiology and clinical characteristics. Paediatr Respir Rev. 2009;10(1):3–6.

6. Jaroszewski D, Ntorica D, McMahon L, Steidley E, Deschamps C. Current management of pectus excavatum: a review and update of therapy and treatment recommendations. J Am Board Fam Med. 2010; 23(2):230–9.

7. Ravitch MM. The operative treatment of pectus excavatum. Ann Surg. 1948;4(129):429–44.

8. Kelly RE, Goretsky MJ, Obermeyer R, Kuhn MA, Redlinger R, Janey TS, Moskowitz A, Nuss D. Twenty-one years of experience with minimally invasive repair of pectus excavatum by the Nuss procedure in 1215 patients. Ann Surg. 2010;252(6): 1072–81.

9. Lawson ML, Cash TF, Akers RA, Vasser E, Burke B, Tabangin M, et al. A pilot study of the impact of surgical repair on disease-specific quality of life among patients with pectus excavatum. J Pediatr Surg. 2003; 38:916–8.

10. Fonkalsrud EW, Anselmo DM. Less extensive techniques for repair of pectus carinatum: the undertreated chest deformity. J Am Coll Surg. 2004;198(6): 898–905.

11. Orlando MS, Likes KC, Mirza S, Cao Y, Cohen A, Lum YW, et al. A decade of excellent outcomes after surgical intervention in 538 patients with thoracic outlet syndrome. J Am Coll Surg. 2014;5(220): 934–9.

索 引

共同交流探讨
提升专业能力

■■ 智能阅读向导为您严选以下专属服务 ■■

阅读【高清大图】　　查看配套高清图集，提升您的阅读效率。

加入【读者社群】　　与书友分享阅读心得，交流探讨专业知识与经验。

领取【推荐书单】　　推荐专业好书，助您精进专业知识。

操作步骤指南

微信扫码直接使用资源，无需额外下载任何软件。如需重复使用可再扫码，或将需要多次使用的资源、工具、服务等添加到微信"收藏"功能。

扫码添加
智能阅读向导